ELOGIOS PARA *El Dragón con Llamas de Amor*

No solo es Deborah Miller una profesional con extensa formación, es además una sanadora muy dotada que posee un don especial para ayudar a familiares y niños que están manejando el cáncer. Lo que Deborah enseña les da la esperanza y herramientas necesarias para su sanación. Recomiendo este libro a cualquiera que esté manejando una enfermedad difícil, sean niño o adulto. Sus enseñanzas les beneficiará enormemente.

– Carol Tuttle, autora del Best Seller *The Child Whisperer*

Éste libro es un destilado de amor dedicación y cariño no solamente a una técnica espectacular sino que también a los niños y sus enfermedades serias. Recomiendo de todo corazón que toda aquella persona que sabe del manejo de EFT, se lea este libro a fondo y capten el alma con el que fue escrito. Hay mucho por aprender en esta asombrosa aventura llamada EFT.

– Till Schilling, Emocional Training Ecuador

Desde que me enteré de su impresionante labor, Deborah Miller se ha convertido en uno de mis héroes. Me alegro mucho que haya escrito este libro para que esta labor de sanación pueda ser conocida por una audiencia mucho más amplia. Hay muchos ejemplos de tapping que pueden seguir, con preciosas ilustraciones - este libro es un regalo maravilloso para niños (de todas las edades) que estén manejando enfermedades... y para la gente quien les ama.

– Brad Yates, Autor de *The Wizard's Wish*

Un hermoso libro que ayudará a familiares, niños y cuidadores a descubrir alivio en medio de tiempos difíciles. Al enseñar Tapping, Deborah les facilita una herramienta que puede ayudarles a cada paso en el camino.

– Jessica Ortner, Productora de The Tapping Solution
www.TheTappingSolution.com

Este pequeño libro será un regalo increíble para niños en todo el mundo que se están enfrentando a los rigores del cáncer (u otras enfermedades serias), así como para sus familiares. Condensa toda la labor compasiva y efectiva de la Dra. Miller [Dra. Miller tiene su doctorado en Biología Celular y Molecular] con centenares de niños en un recurso de auto-ayuda que les da a los padres una herramienta extraordinaria para ayudar a sus hijos manejar y prosperar con los retos psicológicos del cáncer y su tratamiento.

– David Feinstein, Ph.D.
Autor de *Energy Psychology Interactive*

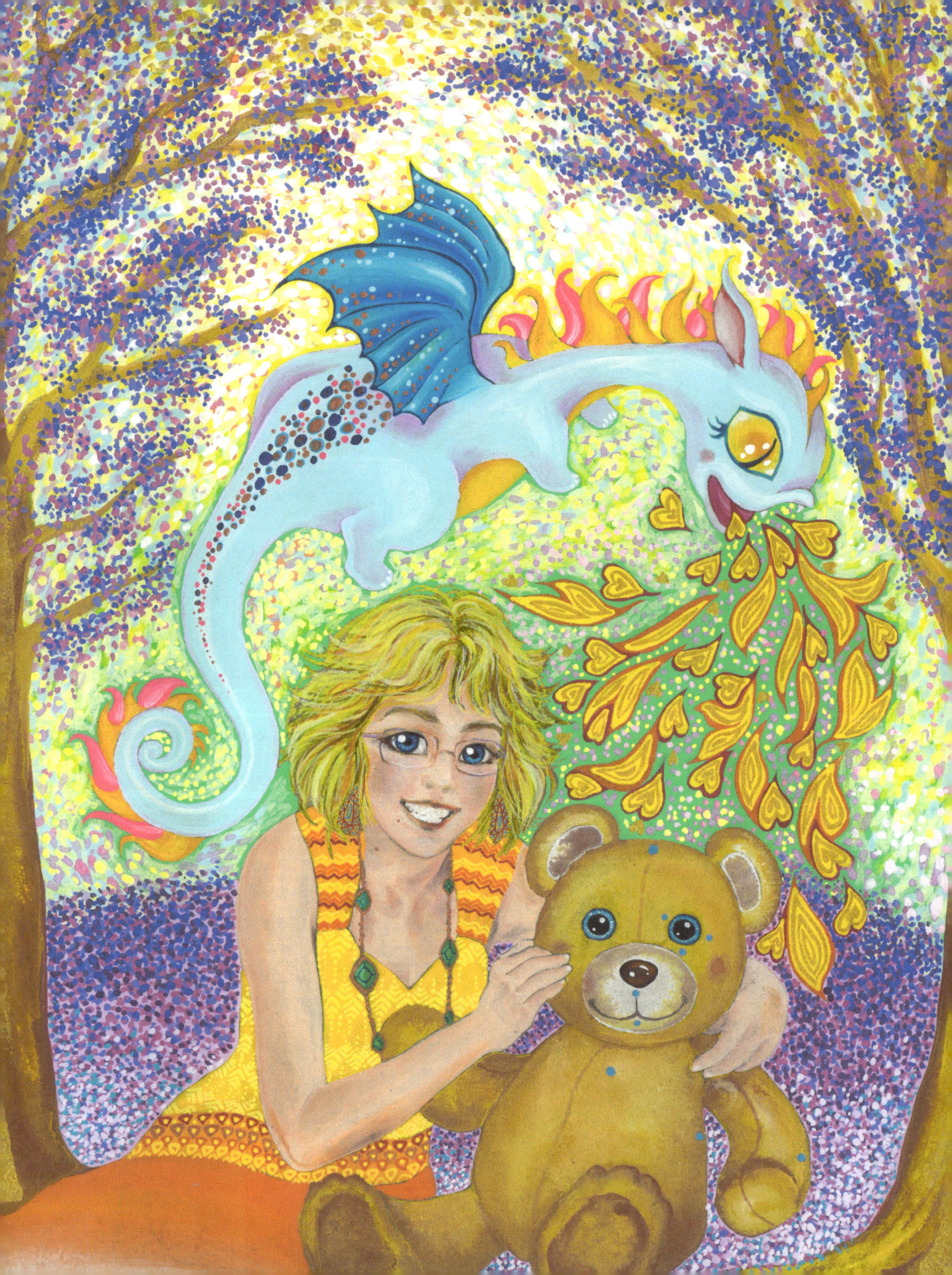

ELOGIOS PARA *El Dragón con Llamas de Amor*

La labor de Deborah ha sido reconocida internacionalmente por mucha gente en la comunidad de las artes de la sanación. Con la introducción de este libro, por suerte muchos más sembrarán las recompensas de su sabiduría extraída de su dedicación y conocimientos en este campo. Este libro es un recurso fantástico para cualquiera que esté manejando cáncer pediátrico o cualquier otra enfermedad que pone en riesgo la vida. Los ejemplos, las técnicas y la explicación de cómo funciona EFT sirven para inspirar y educar a todos los que se dedican a ayudar a niños y sus familias.

– Alina Frank, Formadora de EFT

La labor tan valiente de mi querida amiga Deborah es vanguardista, poderosa y nace del corazón. Su libro, El Dragón con Llamas del Amor, es una lectura obligada para toda familia que esté pasando por los retos de niños enfrentándose a enfermedades serias. Alivio, paz y sanación pueden comenzar en cuanto lo comiencen a leer y a hacer Tapping.

– Lori Leyden, Ph.D.
Fundadora de Create Global Healing
Directora de The Tapping Solution Foundation

"El Dragón con Llamas del Amor" es una herramienta inestimable para los familiares de niños que se enfrentan a temas de enfermedades serias. Presenta herramientas útiles de manera sencilla y amorosa. Me encanta cómo empodera tanto a los niños como a sus parientes para responder a las luchas a las que se enfrentan de una manera que les da control. La experiencia y compasión de Deborah se siente claramente en este libro de fácil uso.

– Gene Monterastelli
Editor de TappingQandA.com

Este libro de Deborah Miller, "El Dragón con Llamas de Amor", es a la vez un acto de amor. Cada página de este libro es una invitación a la confianza en el ser humano; cada historia es una oportunidad de redescubrir la ilusión; cada sentimiento puesto en él es una inversión en conciencia. Con EFT como escudo y defensa, el dragón como aliado y compañero y Deborah en su papel de hechicera vital, esta historia, este libro, estas páginas, son una brisa que nos concede un viento suave de confianza en el ser humano y de amor por la vida. Acércate a este dragón para descubrir la calidez de esta llama que ahora se enciende y que, después de la lectura del libro, tú tampoco querrás apagar.

– Luis Bueno, Coach, Formador de EFT, Experto en hipnosis ericksoniana
www.efeteando.com

¡Que libro tan hermoso e importante! Deborah Miller lleva realizando una labor increíble con niños con cáncer desde hace años. Ahora su sabiduría, amor e intensas experiencias están disponibles para que todo el mundo pueda aprender de ellas. Recomiendo altamente se lean este libro hoy.

– Nick Ortner, Author of *The Tapping Solution*

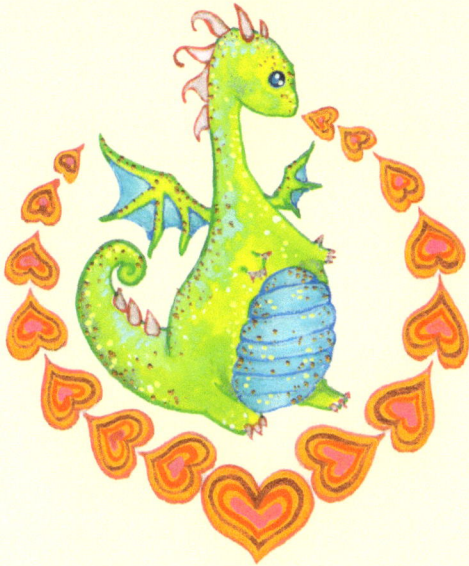

El Dragón *con* Llamas *de* Amor

Ayudando a Niños con
Enfermedades Serias
Mejorar Su Calidad
de Vida

por la Dra. Deborah D. Miller

ISBN # 978-0-9763200-7-4

---

llustracions por: Alexandra Gapihan, http://www.alexandragapihan.com, https://www.facebook.com/pages/Moon-Risce-Estudio/176208062409431

Traducido por: Vera C. Malbaski, www.veraeft.com

Editado por: Sara Roberts, www.sararoberts.eu sara_l_roberts@yahoo.co.uk

Inglés editado por: Deborah-Miriam Leff, PickyPickyPicky.net

Diseño grafico por: Deborah Perdue, www.illuminationgraphics.com

---

Para más información visita:
www.ProyectoOaxaca.com
www.LaLuzInterior.com
ddmiller7@FindtheLightWithin.com

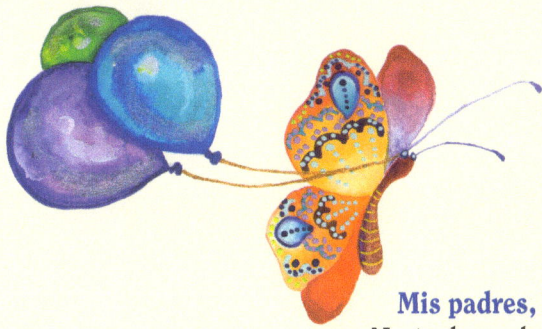

Agradecimientos

Quiero expresar mi gratitud a las siguientes personas:

Mis padres, Eldor e Ida Miller, por haberme criado en una granja en Dakota del Norte, lo cual me inculcó un profundo amor y respeto por todo ser viviente y por encauzarme en el camino de la terapia complementaria cuando era adolescente.

Vera Malbaski por traducir al español estas historias con tanto detalle y atención a la expresión, y por su entrañable amistad.

Till Schilling por su extraordinaria amistad y su apoyo incondicional, además de ser el creador del Osito Tappy quien ha jugado un rol primordial en mi labor con niños con cáncer.

Sara Roberts por su precioso trabajo de edición de la versión en español de este libro, aplicando su perspicacia y atención a detalles y consiguiendo que el texto sea claro, conciso y fluya fácilmente.

Alexandra Gapihan por crear estas maravillosas ilustraciones con tanto cariño y atención, basadas en los niños con quienes he trabajado y su precioso uso de color y arte haciendo que la presentación de esta información resulte encantadora, tanto para los niños como para los adultos.

Deborah-Miriam Leff por su amistad, y por editar la versión en inglés de este libro con su ojo de águila y su habilidad para perfeccionar la presentación final de la información de este libro en su versión en inglés.

Deborah Perdue por crear un diseño gráfico tan atractivo para el libro que complementa y exhibe el contenido e ilustraciones de manera que hace que el libro sea un deleite para la vista y de lectura amena.

Ana María, Adriana A., Jennifer, Adriana F., Kathilyn, Emilio y todos los que han apoyado mis esfuerzos para la creación de este libro.

Maribel Martínez Ruiz por su apoyo financiero para la preparación de este libro y por su fe en mi y este proyecto que complementa su deseo de ayudar a madres criar a sus hijos de una manera más cariñosa.

El Dr. Armando Quero Hernández, oncólogo jefe del Hospital General Aurelio Valdivieso en Oaxaca, México, por estar abierto a, y consciente de, las necesidades emocionales de pacientes pediátricos, y además por permitirme acceder a los niños, los médicos, las enfermeras y al hospital.

La oncologa Dra. Karla Gómez Márquez cuyo firme apoyo me permite seguir trabajando con los niños, sus familiares y el personal médico.

Irais Pacheco, jefa de enfermeras, por permitir que su personal trabajen conmigo.

Los padres de los niños tratados por abrir sus corazones y permitirme ayudar ellos y a sus hijos.

Los niños — las almas más valientes e increíbles que conozco — por su innocensia, belleza, alegría y amor en medio de su proceso de sanación, y por la forma en que se han apoderado de mi corazón y de mi alma. Estaré eternamente agradecida con todos y cada uno de ellos.

TABLA DE CONTENTIDO

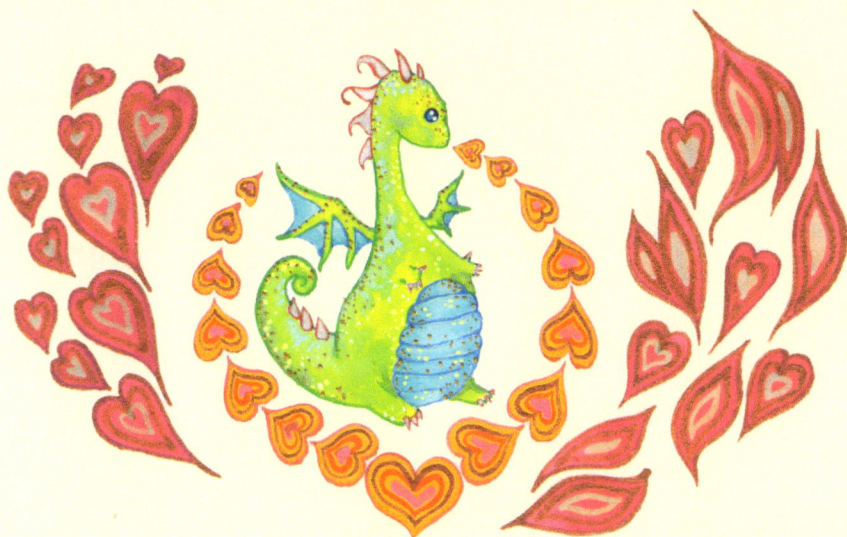

INTRODUCCIÓN

En este libro, expliqué cómo inicie mi trabajo con niños con cáncer en un entorno hospitalario. Comparto mi experiencia y conocimientos y mis cariñosos deseos de sanación para los niños con ustedes, los padres, y describo cómo funciona la técnica de EFT (Técnicas de Liberación Emocional). A esto le sigue un breve resumen de la historia de los efectos que produce EFT con niños con cáncer. *('EFT' y 'Tapping' son exactamente lo mismo, se utilizan ambos términos de manera intercambiable a lo largo del libro.)*

El libro está repleto de historias reales y y las frases utilizadas al aplicar EFT con los niños. Hicimos esto durante varias situaciones típicas que un niño con cáncer o una enfermedad seria vive durante su tratamiento — por ejemplo, a la hora de insertar una vía intravenosa. Al utilizar EFT, el niño se relaja y las venas tienden a subir a la superficie. El resultado es una mejor inserción de la aguja. ¿No preferiría que a su hijo/a solo le pincharan una vez en lugar de tres o cuatro?

Encontrarán información específica sobre 'cómo' utilizar EFT con sus hijos en el apartado dedicado a las historias basadas en experiencias reales trabajando con niños con cáncer. Estas historias muestran como estas técnicas ayudan a niños a sentirse mejor y les permite sufrir menos, emocional y físicamente, a la vez que los pone en contacto con su poder interior a la vez que les da recursos a los que pueden recurrir para participar en su propio proceso de sanación.

Es un hecho bien conocido, y generalmente aceptado, que una parte importante en la recuperación de una enfermedad grave proviene de una actitud mental positiva, dado que el estado mental afecta directamente a la fisiología del cuerpo. De esta manera, técnicas tales como la EFT pueden jugar un rol vital en apoyar a pacientes, en este caso niños, que se están recuperando del cáncer y aquellos cuyos cuerpos están más allá de la recuperación. En ambos casos se puede reducir el sufrimiento emocional y físico, aumentar la comodidad, alegría, paz y amor con EFT, creando una calidad de vida que todo niño merece.

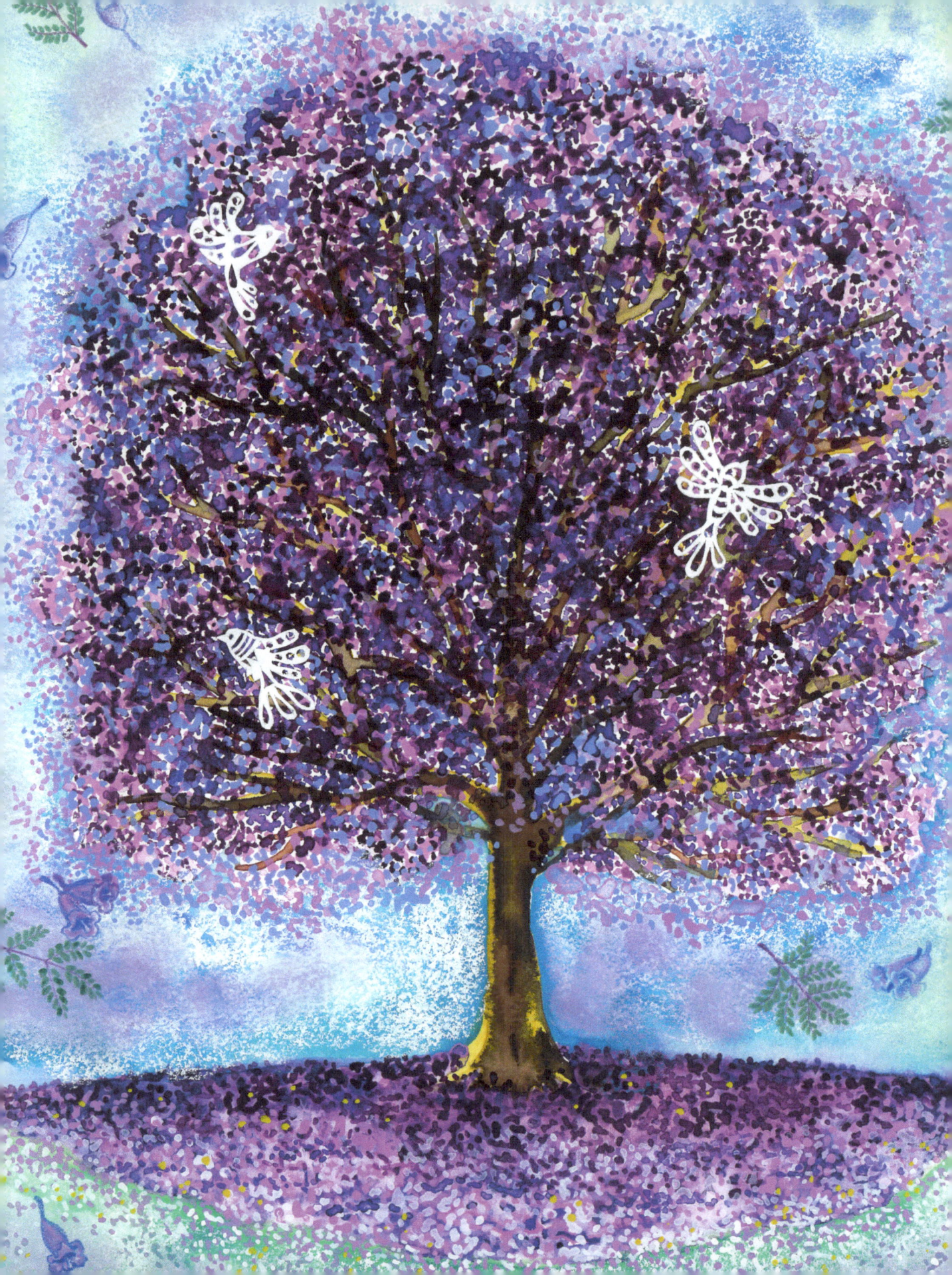

PRÓLOGO

Mi deseo más profundo es que más niños con enfermedades serias se sientan más fuertes y puedan manejar todo con lo que se enfrentan durante un proceso de enfermedad. Tuve la increíble oportunidad de hacer precisamente eso cuando me invitaron a trabajar con niños con cáncer en un entorno hospitalario en septiembre del 2007. Desde entonces y hasta la fecha, acudo al hospital, cada semana, de lunes a viernes. En el momento de escribir este libro, he trabajado con aproximadamente 350 niños, desde la temprana edad de un mes hasta la de diciocho años. Estos niños vienen manejando enfermedades tales como: leucemia linfocitico y mieloide crónica y aguda, linfomas, osteosarcomas, carcinomas hepatocelulares; tumores cerebrales, estomacales, hepáticos, de garganta, pulmonares, abdominales, de ovarios, testiculares, oculares, de tejido blando y renales; linfoma de Hodgkin, tumores Wilms, sarcoma de Ewing, rabdomiosarcoma, hemofilia y anemia falciforme.

He ayudado a estos niños y a sus familiares a manejar los impactantes diagnósticos médicos así como las emociones de miedo, tristeza, rabia, frustración, apatía e impotencia que sienten. Les he ayudado a liberar el profundo sufrimiento físico y emocional asociado a las enfermedades graves utilizando técnicas específicas que les permiten reducir su dolor, los síntomas y mejorar su sistema inmunológico. Enseño a los niños cómo aplicar las Técnicas de Liberación Emocional (EFT o Tapping) para que ellos se la apliquen, para así poder reducir el sufrimiento y dolor sentido, y simultaneamente, mejoran su habilidad para manejar y gestionar sus emociones. Uno de los mayores beneficios de EFT es que es rápida y fácil de utilizar. En muy poco tiempo — minutos — un niño puede relajarse y sonreír, jugar o dormirse tranquilamente. Al valorar los resultados, han sido poderosos, alentadores y profundamente conmovedores.

Estos niños, y mis experiencias con ellos, me han enseñado tanto. Ellos, me inspiraron a escribir este libro para compartir mi experiencia y los conocimientos que he adquirido con muchos niños y sus familias por todo el mundo. Al hacerlo, mi deseo es que un mayor número de niños con enfermedades serias puedan aprender cómo mejorar la calidad de sus vidas de manera intensa, pero también gentil y fácil.

Las historias en este libro están basadas en mis conocimientos y experiencias personales. Muestran las habilidades y técnicas utilizadas en situaciones reales de la vida, en las que hago Tapping con niños que tienen cáncer. Mi deseo es ofrecer a niños, parientes y familiares las herramientas, así como la esperanza y fe, para cambiar su experiencia global mientras manejan una enfermedad seria. No tiene por qué ser una experiencia de sufrimiento, sino que puede evolucionar y cambiar con mayor facilidad hacia el alivio, alivio e incluso hacia la alegría y risas. Todo es posible — he visto como ocurre.

Técnicas tales como EFT dan fuerza al niño y a sus familiares permitiéndoles tomar buenas decisiones y elecciones. Cuando tenemos las herramientas y conocimientos para mejorar nuestro estado emocional, nos sentimos más fortalecidos y en paz. En términos de recuperación, esto produce un resultado positivo: mejora nuestra habilidad para centrarnos en el poder natural del cuerpo para sanar. Este poder interno podría mejorar toda la experiencia, lo cual a su vez podría cambiar las consecuencias.

Dar esperanza a un niño con una enfermedad grave es uno de los mejores regalos que podemos darle. Cambia su perspectiva y su deseo de sanar y les permite estar más al mando de lo que piensan y sienten. Todo esto es complementario a sus tratamientos médicos y puede ayudar a que éstos sean más efectivos.

Comprobarán lo valiosa que es este programa para niños y sus familiares en un con cualquier enfermedad, no solo las enfermedades serias como el cáncer. Además les proporciona una herramienta para apoyar a su hijo y familia durante un periodo de enfermedad. Deseo de todo corazón que este libro les inspirará para apoyarme en la creación de más programas como este en hospitales por todo el mundo. Cuando lo haya terminado de leer y ha practicado el Tapping, compartiré maneras en que puede apoyar esta maravillosa visión de futuro.

Namasté,
Deborah

CÓMO EMPEZÓ EL TRABAJO UTILIZANDO EFT CON LOS NIÑOS CON CÁNCER EN EL HOSPITAL

La vida nos lleva en muchas direcciones y algunas de ellas a las más asombrosas experiencias, tal y como las que me llevaron al hospital para ayudar a niños con cáncer.

¿Cómo empieza uno un proyecto tan intenso y enorme como utilizar EFT con niños con cáncer, nada menos que en un hospital? Por asombroso que parezca, empezó de la manera más sencilla. Me invitaron a participar en un evento para recaudar fondos para Niños con Cáncer en un parque local en julio 2007. Acababa de recibir mi nuevo Osito Tappy — el osito de peluche que tiene los puntos de Tapping marcados — y tenía ganas de ver cómo los niños respondían a él. Había trabajado anteriormente con niños, pero nunca con niños con cáncer pero nada me había preparado para la imagen de los niños vestidos con batas verdes y acostados sobre esterillas en el parque con sus goteros. Había acudido ese día pensando "Voy a ver qué ocurre. Pasaré unas horas ayudando a algunos niños a sentirse mejor." Esa simple idea me inició en un proyecto vitalicio que continua creciendo y me llena el corazón de satisfacción y de amor.

Mi experiencia ese día fue maravillosa gracias a lo que ocurrió. Estábamos en un parque, con los niños acostados sobre camillas bajo unas carpas temporales. Es muy impactante ver estos hermosos niños y niñas en batas de verde pálido con poco o nada de pelo, algunos tranquilos, algunos muy débiles, algunos con goteros, algunos silenciosos, algunos distantes.

Trabajé con cuatro niños ese día. La primera fue Cinthia. Tenía la cara más redonda que jamás habia visto, y aunque no veía bien con un ojo, prestó mucha atención a la platica e indicaciones dadas. Aun puedo recordar este encuentro con mucha claridad, porque me llegó al corazón. Me presenté, le dije que el Osito Tappy era mi ayudante y que habíamos llegado para ayudarla a sentirse mejor. Me sonrió y se mostró abierta a probar EFT, especialmente porque me pareció que usar el Osito Tappy sería divertido. Practicar EFT juntas la hizo sentirse marcadamente más relajada y redujo su incomodidad. Yo estaba contenta, pues era un comienzo muy alentador.

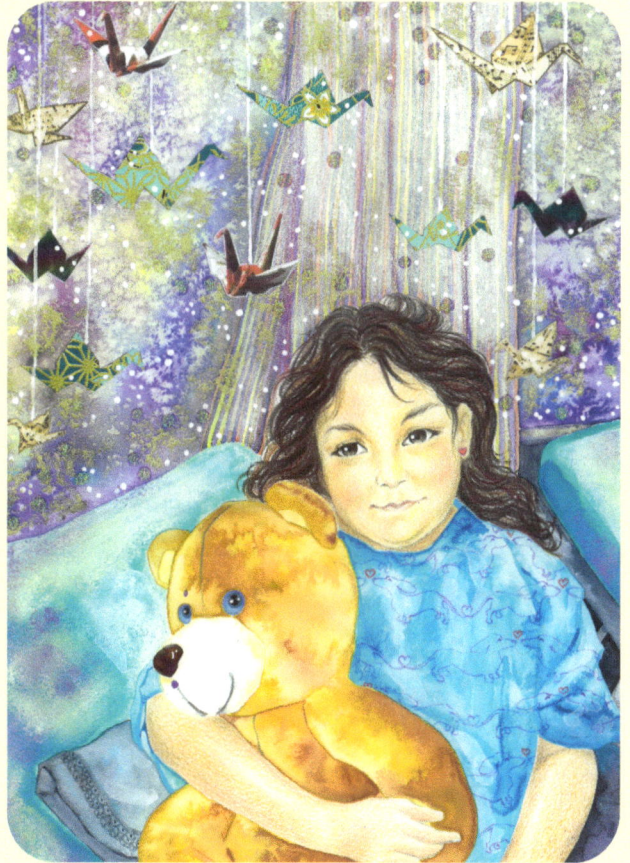

Cinthia – la Primera Niña con la que utilice EFT y el Osito Tappy en el Parque.

Con los demás niños, tuve éxitos diversos. Algunos estaban dispuestos a utilizar la técnica EFT, mientras que otros todavía estaban en shock por enterarse que tenían leucemia. Encontré que hacer tapping con sus padres les alivió a ellos también. Un otro niño era muy tímido. Sin embargo, cada niño se relajó en alguna medida. En cada caso, el Osito Tappy ofreció una manera suave y gentil de entablar una relación con estos niños, muy distinto a sus experiencias en el entorno hospitalario con agujas y medicinas.

Después de hacer tapping con los niños y niñas en el evento para recaudar fondos para Niños con Cáncer en un parque local, hablé con el médico jefe a cargo de la unidad de cáncer. Comenté que sería interesante aplicar EFT en el propio hospital. Él estuvo de acuerdo. Cuando regresé a mi casa ese día, me preguntaba por qué había sugerido esto — nunca me había imaginado trabajando con niños con cáncer. Pero a veces una conexión más profunda del corazón, y la misión personal guía nuestros pasos, nuestro corazón y nuestras palabras, tal y como sucedió en esta ocasión. La idea todavía tuvo que asentarse, tanto para el médico como para mí. Pasaron más de dos meses antes de conseguir volver a comunicarnos. El día que finalmente nos reunimos, el 14 de septiembre del 2007, es un día memorable para mí. Fue el comienzo de un viaje y uno de los aprendizajes más grande en mi vida.

Comenzó de manera bastante sencilla, con una conversación entre el médico y yo sobre EFT y las necesidades de estos niños, más allá de los tratamientos físicos que reciben en el hospital. Debido a que él comprendía cuánto necesitaban estos niños y sus familiares el apoyo emocional, me dio total libertad para hacer lo que pudiera con EFT. Y con mi fiel Osito Tappy, y eso es lo que hice.

Elegí comenzar por demostrar y enseñar EFT al personal de enfermería, ya que ellos están en contacto con los niños diario. Quería que supieran exactamente qué era lo que yo hacía, que no se sorprendieran por los extraños Tappings y el 'osito de peluche' que utilizaría, además de poder experimentar por ellos mismos el EFT. Los guié en unas rondas de EFT y acabamos riéndonos, bostezando y relajándonos. Se creó una preciosa conexión entre las enfermeras, que cuidan tan diligentemente a los niños, y yo.

Inicialmente, cuando conocí a las enfermeras, podía sentir que estaban estresadas y cansadas por la carga de trabajo que suponía cuidar de estos niños, sobre todo porque encariñarse con ellos es difícil por las consecuencias emocionales si no sobreviven. Creo firmemente que la conexión con las enfermeras ha sido una de las claves al éxito, ya que su apoyo ha sido fundamental en el hospital. Me permiten trabajar libremente, tanto con ellas como con los niños.

Cuando llegué a la unidad onocología pediátrica en el hospital, para mi gran sorpresa, la primera niña que vi fue Cinthia. Se alegró de verme y de ver la bolsa azul del Osito Tappy colgado de mi hombro. Me contó muy ilusionada que se acordaba cómo hacer tapping, que le había enseñado a su papá y ahora hacían tapping juntos. Fue maravilloso comprobar que después de guiarla para que hiciera tan solo diez minutos de Tapping, pudo reconocer su valor, utilizarlo y enseñar a otra persona cómo hacerlo. Fue la primera en recibir un Osito Tappy y en ese momento sabía que necesitaría muchos más. Hasta la fecha, he podido regalar un Osito Tappy a más de 150 niños con cáncer.

PERCEPCIONES INICIALES

Cuando empecé a visitar el hospital, la unidad de oncología pediátrica tenía una sala de espera, donde hasta veinticinco parientes y niños esperaban sus tratamientos, y que consistía de dos habitaciones con camas. Una de ellas con tres camas y la otra con seis.

El primer día que entré en la unidad de oncología, me invadio una sensación de tristeza, dolor, miseria y miedo que literalmente sentí, como si una pared de estas emociones me golpease al entrar. Vi a una madre y su hijo acurrucados juntos, angustiados, en una esquina y había otras treinta personas más o menos en la sala en un estado física y emocional similar. Podía sentir que se sentían solos en su propia miseria. Era una imagen de soledad, aislamiento y depresión que me entristeció profundamente.

Con Cinthia y el Osito Tappy empecé a deshacerme de dudas sobre si sería capaz de hacer tapping en el hospital y me senté a hacer tapping con ella para romper el hielo, mientras observaban los demás. La sonrisa de Cinthia fue prueba más que suficiente que esto era solo el principio.

Cuando empecé a utilizar EFT, los niños y padres que hicieron Tapping conmigo empezaron a sentir alivio a muchos niveles. A lo largo del tiempo, y a medida que el número de niños y padres aumentaba en el aprendizaje de cómo hacer EFT, el ambiente en la unidad cambió.

CAMBIOS NOTABLES

Una mañana entré y cuatro niños y sus padres estaban desayunando juntos y riéndose. Esto era tan extraordinario que incluso se dio cuenta el médico y lo comentó conmigo.

Durante otra visita, los niños estaban jugando juntos, o a solas en lugar de la falta de energía o participación que había observado anteriormente. Estaban riendo y hablando juntos. Hacían rompecabezas, dibujaban y coloreaban. Jugaban con una pelota y construyendo cosas con bloques de Legos.

Otro cambio era que los padres hablaban y compartían experiencias y se ayudaban los unos a los otros. Una madre me contó que antes de aprender EFT no podía ayudar a nadie. Estaba tan absorta en sus problemas con su que era incapaz siquiera de darse cuenta de qué estaba pasando con los demás, mucho menos ayudarles. Dijo que ahora se sentía empoderada, porque se sentía tranquila y más relajada ante el cáncer de su hijo. De hecho, es actualmente una de las madres que se esfuerza por ayudar a otros niños y padres en la unidad.

El siguiente cambio que me asombró fue que las enfermeras se relajaron más a medida que empezaban a disfrutar de su interacción con los niños, quienes ya no las tenían miedo (o tenían menos miedo) ni a los tratamientos que les suministraban.

Una encantadora coincidencia fue que el único lugar de todo el hospital que renovaron con pintura y decoraciones nuevas en las paredes fue la unidad de oncología pediátrica. Fue transformada de tener las paredes de un gris apagado y puertas azul oscuro, a colores frescos y acogedores, tales como un precioso amarillo suave con animales de peluche y azul claro con escenas marinas.

Los padres mismos mostraban un alivio notable en la ansiedad y una intensidad menor de miedo, que les permite estar alegres con sus hijos.

Uno de los mejores resultados colectivos de utilizar EFT es que el médico y las enfermeras encontraron una aumentada docilidad entre los niños y niñas a la hora de tomar sus medicaciones o acudir al hospital para sus tratamientos e inyecciones.

El cambio más notable es que ahora, cuando entro en la unidad oncológica la energía se percibe ligera y cómoda. La presencia constante y la seriedad de la enfermedad sigue ahí, pero ya no el intenso miedo, ni la inhabilidad de manejarlo. Se escuchan risas regularmente provenientes de la unidad.

Me siento contenta porque estos cambios me indican que valió la pena traer el regalo de EFT al hospital.

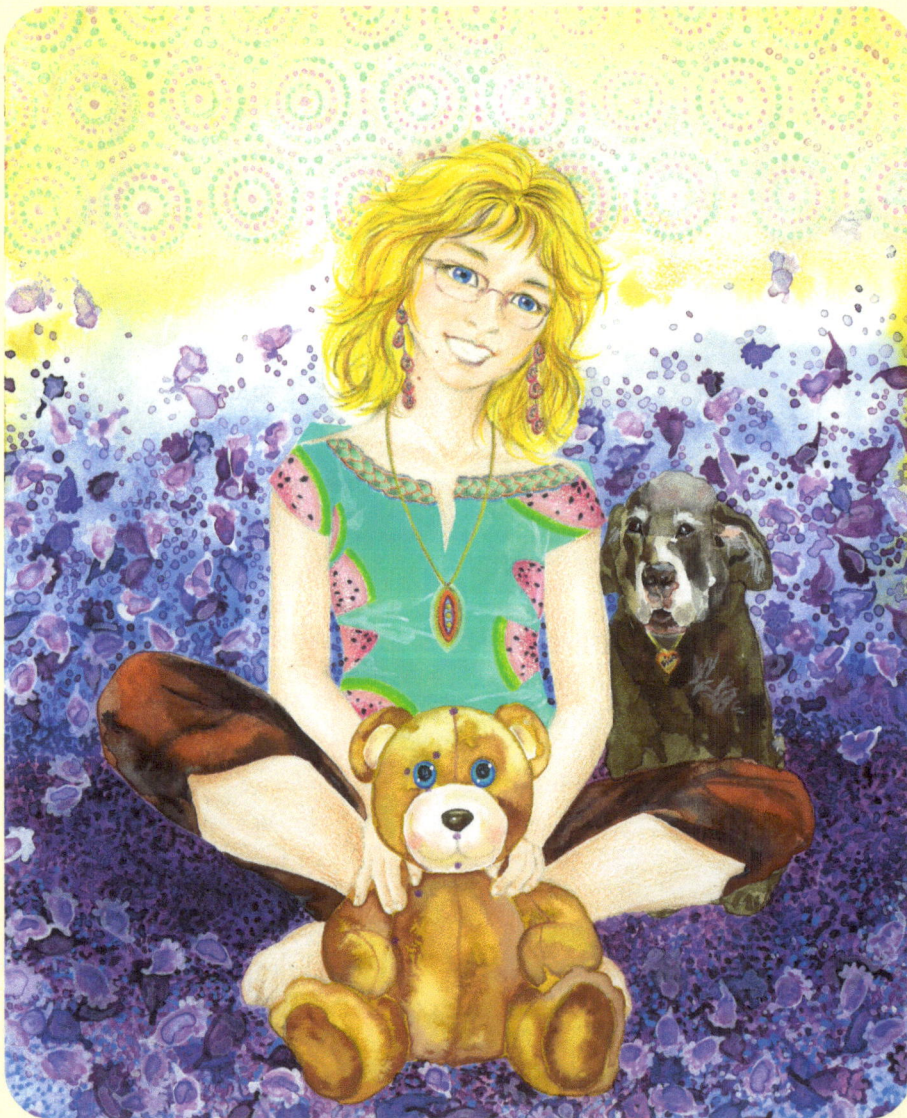

¿QUÉ SON LAS TÉCNICAS DE LIBERACIÓN EMOCIONAL (EFT) O TAPPING?

EFT o Tapping se ha descrito como "acupuntura para las emociones, sin las agujas". Tiene sus raíces en la antigua medicina China y la ciencia moderna de la Kinesiología Aplicada. Es una técnica sencilla, gentil, y a la vez poderosa que niños y sus familiares pueden emplear para manejar sus emociones, miedos, traumas e incluso dolor físico. Una suave estimulación con los dedos se aplica a puntos específicos de la cara y cuerpo mientras uno se centra en un problema específico, tal y como el miedo, y enuncia frases sobre ese miedo. Esto libera el desequilibrio energético y emocional en el cuerpo que crea el miedo.

¿Cómo puede ser esto? Pues bien, el sistema operativo del cuerpo es eléctrico y químico. Por consiguiente, el Tapping estimula el sistema eléctrico de manera positiva, lo cual a su vez estimula el sistema químico natural del cuerpo. En lugar de producir hormonas y sustancias químicas de estrés que debilitan el sistema inmunológico, el cuerpo produce hormonas de relajación y sanación y sustancias químicas que *refuerzan* el sistema inmunológico y mejoran la salud.

Pero primero, sería interesante conocer un poco de los antecedentes sobre los sistemas nerviosos simpáticos y parasimpáticos. El sistema nervioso simpático del cerebro libera hormonas de estrés, como el cortisol y la adrenalina como respuesta a una amenaza o peligro real, así como a las emociones negativas y temerosas. Preparan el cuerpo para huir o luchar al incrementar el ritmo cardíaco, preparar los músculos para actividades físicas y más. Sin embargo, si el cuerpo está perpetuamente estresado o en alerta, uno se vuelve más susceptible a enfermedades, ya que estrés crónico reduce la fuerza general del sistema inmunológico.

El sistema nervioso parasimpático del cerebro, por otra parte, prepara al cuerpo para la relajación, la regeneración de células y la digestión, lo cual refuerza el sistema inmunológico. Estudios científicos han mostrado que el EFT ayuda a estimular el estado emocional y físico de un individuo al reducir la cantidad de cortisol emitido por el cuerpo (ver Referencias), asistiendo de esta manera al sistema nervioso parasimpático.

LA RECUPERACIÓN FÍSICA ES MEJORADA CON UNA ACTITUD POSITIVA

Cuando se trata con una enfermedad seria, es importante tener un sistema inmunológico fuerte para apoyar la recuperación. Es bien sabido que una actitud positiva y alegre mejora el sistema inmunológico. Reducir sensaciones de miedo, ansiedad, enojo y tristeza juega un papel importante para apoyar al cuerpo en la recuperación de una enfermedad seria.

Tal como mencioné arriba, se ha demostrado científicamente (ver Referencias) que EFT o Tapping puede tranquilizar el sistema nervioso simpático, lo que reduce la producción de hormonas de estrés tales como el cortisol. Al hacerlo, permite al sistema nervioso parasimpático participar activamente en el proceso de regeneración, tranquilizando la mente y el cuerpo y reforzando el sistema inmunológico. El camino natural por defecto del cuerpo es sanarse. Con EFT, es posible apoyar ese proceso natural además de sentirse bien emocionalmente.

EJEMPLOS VITALES REALES

Las historias contenidas en este libro están basadas en los niños y niñas con quienes he trabajado en un entorno hospitalario. Estos niños manejan situaciones vitales realmente retantes, desde fiebres, a dolor físico, hasta la posibilidad de la muerte. Utilizaron EFT o Tapping para relajarse, reducir dolor y sentirse mejor emocionalmente.

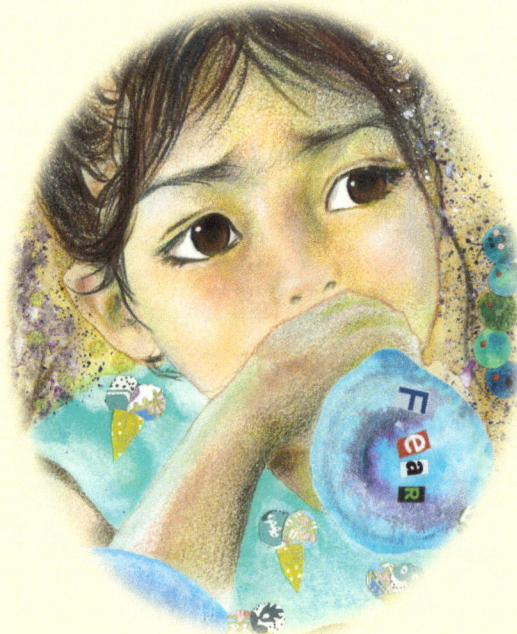

EFT EN UN HOSPITAL — MEJORANDO LA CALIDAD DE VIDA DE NIÑOS CON CÁNCER

¿Cómo puede uno manejar las emociones que surgen cuando su hijo recibe el diagnosis de una enfermedad grave como por ejemplo el cáncer? Cualquiera que tenga que manejar esta situación sabe que hay muchos momentos de miedo, ansiedad, estrés, dolor, ira, frustración y más. Saber cómo manejar estas emociones permite mejorar su calidad de vida durante el proceso de la enfermedad.

Hay muchos factores estresantes para los niños y sus familiares en cualquier entorno hospitalario. Aparte del dolor físico y la preocupación, a menudo están muy lejos de su casa y su red habitual de apoyo, lo cual puede hacer que la experiencia sea aún más temible y que se sientan aislados. Sin embargo, cuando los niños y sus padres disponen de una herramienta como lo es el EFT, que pueden utilizar para ayudarse a manejar sus emociones y sentirse tranquilos, fuertes y poderosos, entonces están también entrenando a sus mentes y cuerpos a sentirse que van mejorando.

¿POR QUÉ ES IMPORTANTE MANEJAR EMOCIONES DIFÍCILES QUE SURGEN DE LAS ENFERMEDADES?

Tal como he dicho antes, mejorar el humor también mejora el sistema inmunológico. Si un niño está triste y deprimido, el sistema inmunológico se ve debilitado. Lo opuesto también es cierto: si un niño se encuentra feliz y alegre, su sistema inmunológico se ve reforzado.

Al utilizar EFT, los niños sueltan sus miedos, ansiedades y mucho del dolor asociado al cáncer. Les ayuda a prepararse para los tratamientos que recibirán y les permite elegir estar tranquilos, consiguiendo así que estos procedimientos sean más fáciles y cómodos para ellos. EFT es completamente complementario a todos los tratamientos médicos que les son suministrados. Esto significa que no hay efectos secundarios ni interacciones negativos al aplicar EFT.

LOS BENEFICIOS DE HACER TAPPING CON NIÑOS

♥ Reduce el estrés y el miedo
♥ Reduce el dolor y las náuseas
♥ Facilita la inserción de agujas y goteros
♥ Mejora el humor
♥ Le da al niño una sensación de poder

9 ♥

♥ Ayuda al niño a visualizar su proceso de sanación

♥ Les proporciona una herramienta para manejar sus emociones

♥ Es divertido de hacer y hace que uno se sienta bien

LOS BENEFICIOS DE HACER TAPPING CON FAMILIARES

♥ Reduce el estrés, la ansiedad y la preocupación

♥ Proporciona a los padres una herramienta útil para manejar y mejorar sus emociones **mientras apoyan** a sus hijos durante una enfermedad seria

♥ **Da recursos** a los padres para ayudarse y ayudar a su hijo a sentirse tranquilo

♥ Permite a los padres estar más presentes para sus hijos

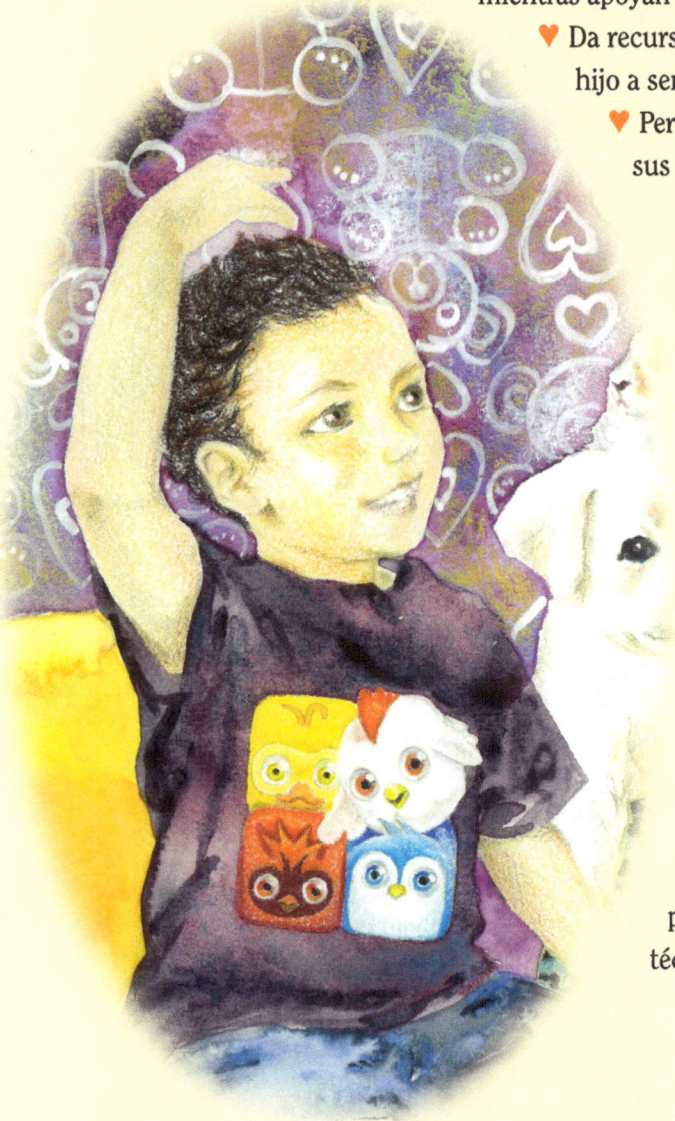

UNA HERRAMIENTA QUE SU HIJO PUEDE UTILIZAR PARA SOLTAR MIEDO Y MOLESTIAS

Imagina a un niño que tiene miedo y está ansioso pero que además tiene una herramienta que le sirve para soltar ese miedo, a tranquilizarse y ponerse a jugar. Esto es exactamente lo que ocurre cuando estos niños utilizan Tapping.

Uno no tiene por qué sufrir para sanar. El proceso de sanación puede estar llena de paz, alegría, amor y risas. El Tapping es una técnica que ayuda a que esto sea posible.

QUÉ PUEDEN ESPERAR INTRODUCIENDO EFT A NIÑOS Y LOS BENEFICIOS SUBSIGUIENTES

Este libro ofrece historias junto a secuencias de Tapping específicamente relacionadas a los distintos retos que tienen que manejar niños y jóvenes al enfrentarse al cáncer. Absolutamente todo, desde el miedo a la tristeza, hasta el dolor y un sistema inmunológico debilitado, está cubierto en las diez historias que siguen. Encontrarán que simplemente pueden leer y hacer Tapping con las historias junto a su hijo. Les invito a responder a las preguntas propuestas y seguir las sugerencias de cómo hacer que estas historias se acoplen más estrechamente a las necesidades de su hijo.

Generalmente presento EFT a niños pequeños preguntándoles si saben que tienen 'Dedos Mágicos'. La mayoría de ellos abren los ojos sorprendidos y niegan con la cabeza no. Les pregunto si les gustaría aprender a utilizar sus Dedos Mágicos y afirman con la cabeza entusiastamente, si. A partir de ahí, les enseño cómo hacer Tapping primero lo hago yo o a veces a ellos les aplico la técnica, con frases divertidas y temas que elevan su autoestima. Por ejemplo, "Soy un buen chico", "Soy un/a niño/a maravilloso/a" o "Soy impresionante / Padrísimo".

Con niños mayores, les explico cómo pueden estar al mando de sus emociones y así sentirse más poderosos. Utilizo sus propias palabras e imágenes para ayudarlos a conectarse con sus emociones para liberar cualquier el trauma y tranquilizarse. Si es necesario, les puedo explicar en términos científicos sencillos, cómo funciona EFT.

He encontrado que la mayoría de niños están dispuestos para hacer algo divertido como el Tapping, especialmente si se sienten mejor mientras lo hacen o cuando han terminado de hacerlo.

Permitir a niños utilizar su imaginación es esencial. La pueden utilizar para ayudarles a tener una imagen de estar libres de dolor, o de sanar sus cuerpos, o sentirse más felices, o simplemente para ponerse a jugar. Dale permiso a tu hijo para disfrutar del Tapping — conviértelo en un juego, cámbialo y que hagan suyas las frases. Diviértete con el Tapping y permite que te lleve a lugares asombrosos dentro de ti y vuelva a sacar la alegría y la risa.

La risa por sí misma tiene un gran número de beneficios para la salud y es importante en el proceso de recuperación. Ayuda al cuerpo estimular el sistema inmunológico al reducir las hormonas del estrés y aumentar las células inmunes y anticuerpos. Relaja al cuerpo y alivia la tensión física, además de aumentar la circulación sanguínea. La risa también provoca que el cuerpo produzca endorfinas, lo cual reduce temporalmente el dolor y promociona una sensación de bienestar.

Desde que comencé a utilizar EFT o Tapping en el hospital, el sonido de la risa se escucha a menudo en la unidad pediátrica de cáncer.

11 ♥

COSAS QUE DEBEMOS TENER EN CUENTA CUANDO UTILIZAMOS EFT CON NIÑOS

El Tapping es extremadamente flexible. Utilizo muchas imágenes junto a la técnica porque los niños son muy visuales. Muchos de ellos no saben qué están sintiendo pero pueden identificar un color o forma que lo representa. Simplemente pregúntales, "¿Qué color o forma tiene el dolor?" ¿Qué color o forma tiene la cosa, emoción o persona que te causa molestia?" Entonces pueden hacer Tapping para cambiar ese color o forma de algo feo o desagradable a algo hermoso que les hace sentirse mejor.

Ten presente que cada niño es único y por lo tanto la manera en que utilizan EFT también será único a ellos. Hay algunos niños que, desde el momento en que mencionas Dedos Mágicos, ya se lanzan a hacer Tapping. Seguirán haciendo Tapping contigo o a solas. Realmente se divierten con ello. Otros niños son más tímidos y les cuesta un tiempo confiar en mi y para poder conectarse con esta técnica, pero a medida que empiezan a sentirse seguros y confiados con ella, y se sienten mejor en todos los niveles, ellos también seguirán haciendo Tapping. Algunos niños se resisten a hacer Tapping porque creen que tiene un aspecto muy 'extraño', pero en privado hacen Tapping porque les ayuda a sentirse mejor.

El Tapping para un niño con cáncer requiere persistencia, no solamente para el niño, sino también para los padres. Haz Tapping en ti mismo todos los días. Es importante que los padres estén tranquilos para poder apoyar mejor a sus hijos. Si eres padre, recuérdale a tu niño/a que haga Tapping. O mejor todavía, que te observe utilizar la técnica. Es más probable que la utilizan si te ven a ti utilizarla. Haz Tapping con tu hijo, ya que no solo apreciará sentirse mejor debido a la técnica, sino que apreciará la conexión contigo, su madre/padre.

Reconoce que a veces tu hijo no querrá participar. Así como ocurre con todos nosotros, a veces queremos regodearnos en el malestar sentirnos mal o es simplemente más fácil permanecer enojado o disgustado. Tú, como pariente, puedes enseñarles suavemente lo bien que se siente uno al utilizar el Tapping y soltar todas esas emociones no deseadas.

En algunos instantes, puedes hacer Tapping en ti mismo sobre cómo tu hijo sigue siendo maravilloso, aunque no quiera hacer Tapping. Muchas veces empezarán a hacer Tapping contigo. En otras ocasiones puedes jugar con ellos o simplemente abrazarles y hacer Tapping suavemente en ellos. A veces no querrás hacer Tapping con ellos en un momento determinado sino esperar un rato antes de hacerlo. No importa cómo reaccione tu hijo, se gentil, y paciente al utilizar Tapping en ti en esos momentos.

A medida que lo hagas, te sentirás más tranquilo en lugar de frustrado y eso ayudará a tu hijo. Cuando un padre está tranquilo, el niño se tranquiliza, y vice-versa. Entonces, cuando un padre muestra que cuidarse uno mismo de sus emociones es importante, el niño aprenderá una lección importante — que uno puede elegir utilizar herramientas tales como el Tapping para liberar emociones no deseadas y sentirse tranquilo, en paz, feliz y lleno de amor.

ADAPTACIÓN DE LOS GUIONES DE TAPPING EN LAS HISTORIAS PARA SER ESPECÍFICAS A DISTINTAS EDADES

Ya que las historias en este libro están basadas sobre experiencias de Tapping reales, el guión en cada historia es específico a la edad del niño con quien se hizo el Tapping. Si utilizas estos guiones con un niño o niña que es más joven o más mayor, entonces asegúrate de adaptar las frases para que se acoplen a la edad de tu hijo/a.

Por ejemplo:

♥ 1-4 años: Soy un buen bebé. Soy un buen niño. Soy dulce y especial. Soy preciosa.

♥ 5-10 años: Soy un buen chico. Soy un niño asombroso. Soy un niño súper. Soy tan especial. Soy tan adorable. Soy encantadora.

♥ 10-12 años: Soy un niño listo, asombroso, maravilloso. Soy magnífica. Tengo mis propios talentos. Soy maravillosa y soy inteligente.

♥ 13-18 años: Soy especial solo porque soy yo. Soy un adolescente inteligente. Soy un joven maravilloso. Estoy haciendo lo mejor que puedo y continuaré haciéndolo mejor y mejor. Estoy decidido a recuperarme. Haré lo que haga falta para recuperarme.

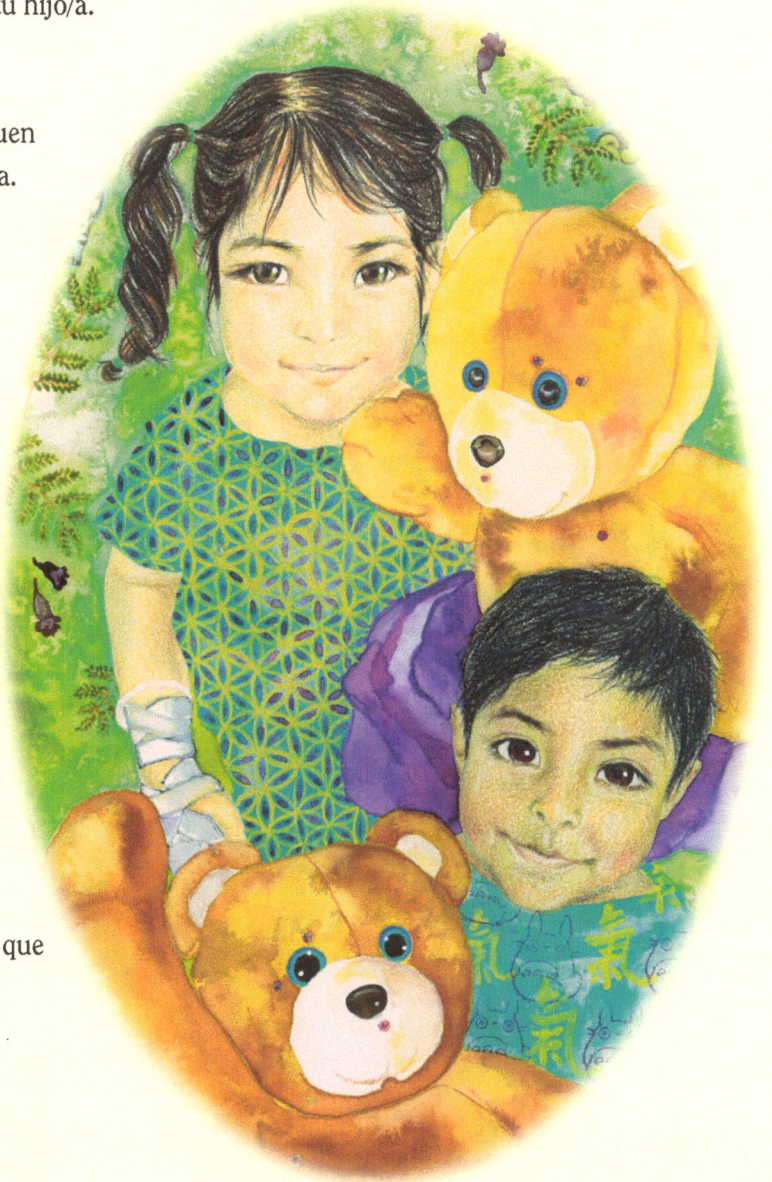

13 ♥

DEBORAH D. MILLER

PUNTOS DE TAPPING

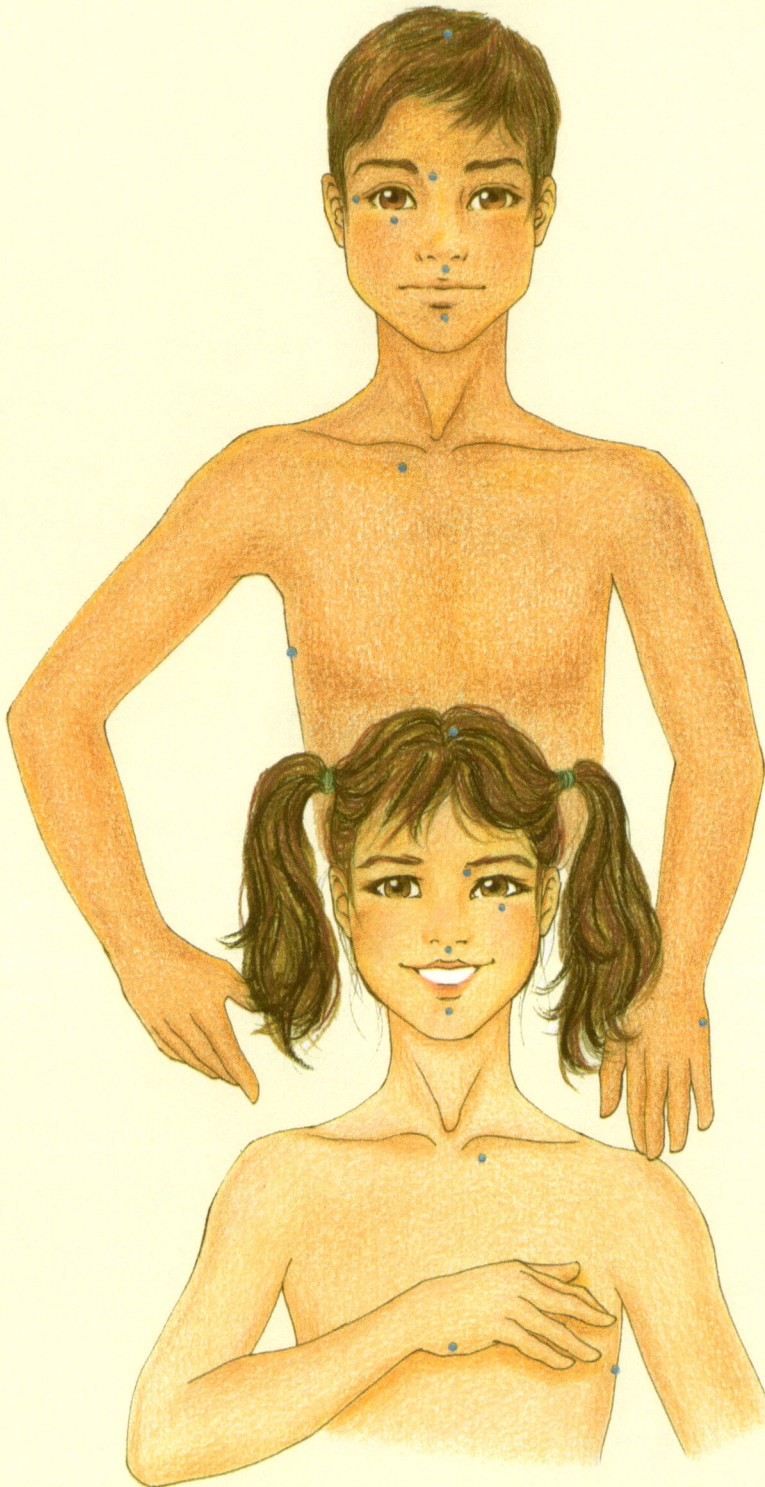

CÓMO HACER TAPPING

*E*FT, o Tapping, se hace dando golpecitos suaves con las puntas de 2 o 3 dedos de cualquier mano sobre puntos específicos de la cabeza, cuerpo y manos (en cualquier lado del cuerpo), mientras que se enuncia palabras o frases que describen las emociones y el tema que se está tratando. Al hacerlo, nuestros pensamientos y nuestras emociones se tranquilizan, permitiendo a la mente y al cuerpo sentirse mejor.

El término 'Tapping' proviene del verbo en inglés: to tap = dar golpecitos y ya es aceptado en todos los idiomas como la denominación estándar de la acción física empleada en la técnica — es decir, hacer tapping.

Haz Tapping suavemente y más o menos al ritmo de un reloj; tic, toc, tic, toc... en cada uno de los puntos mientras repites las frases en este libro. Rápidamente verás lo fácil que es y lo bien que te sienta.

♥ Punto Karate
♥ Ceja
♥ Lado del Ojo
♥ Debajo del Ojo
♥ Bajo de la Nariz
♥ Bajo los Labios
♥ Clavícula
♥ Bajo el Brazo
♥ Coronilla

ESCALA DE 0 A 10

Utiliza una escala para determinar la intensidad de dolor, o miedo que se está sintiendo. Esta escala numérica va del 0 al 10 en donde 0 significa que no sientes dolor y 10 es el máximo de emoción o dolor. Cada número entre estos valores representa un nivel de intensidad intermedio de dolor o emoción.

Pregunta al niño cuánto dolor está sintiendo. Es una respuesta subjetiva, pero se puede utilizar durante todo el proceso de Tapping para ayudar al niño a reconocer cuándo haya una reducción o cambio en el nivel de dolor o miedo. Saberlo ayuda al niño a sentirse mejor.

Si tu hijo es demasiado joven para contestar con un número para representar la intensidad de la emoción, puedes pedirle que simplemente extienda sus brazos para mostrar lo grande o pequeño que es el dolor o la emoción. Las manos juntas representan un 0 y los brazos totalmente extendidos representan un 10. Cualquier posición entre medio de estos extremos representa valores intermedios.

Generalmente, cuando se hace tapping la intensidad emocional se reduce y continua reduciéndose hasta llegar a cero. Ocasionalmente, la emoción se intensifica antes de reducirse, lo cual indica que la emoción

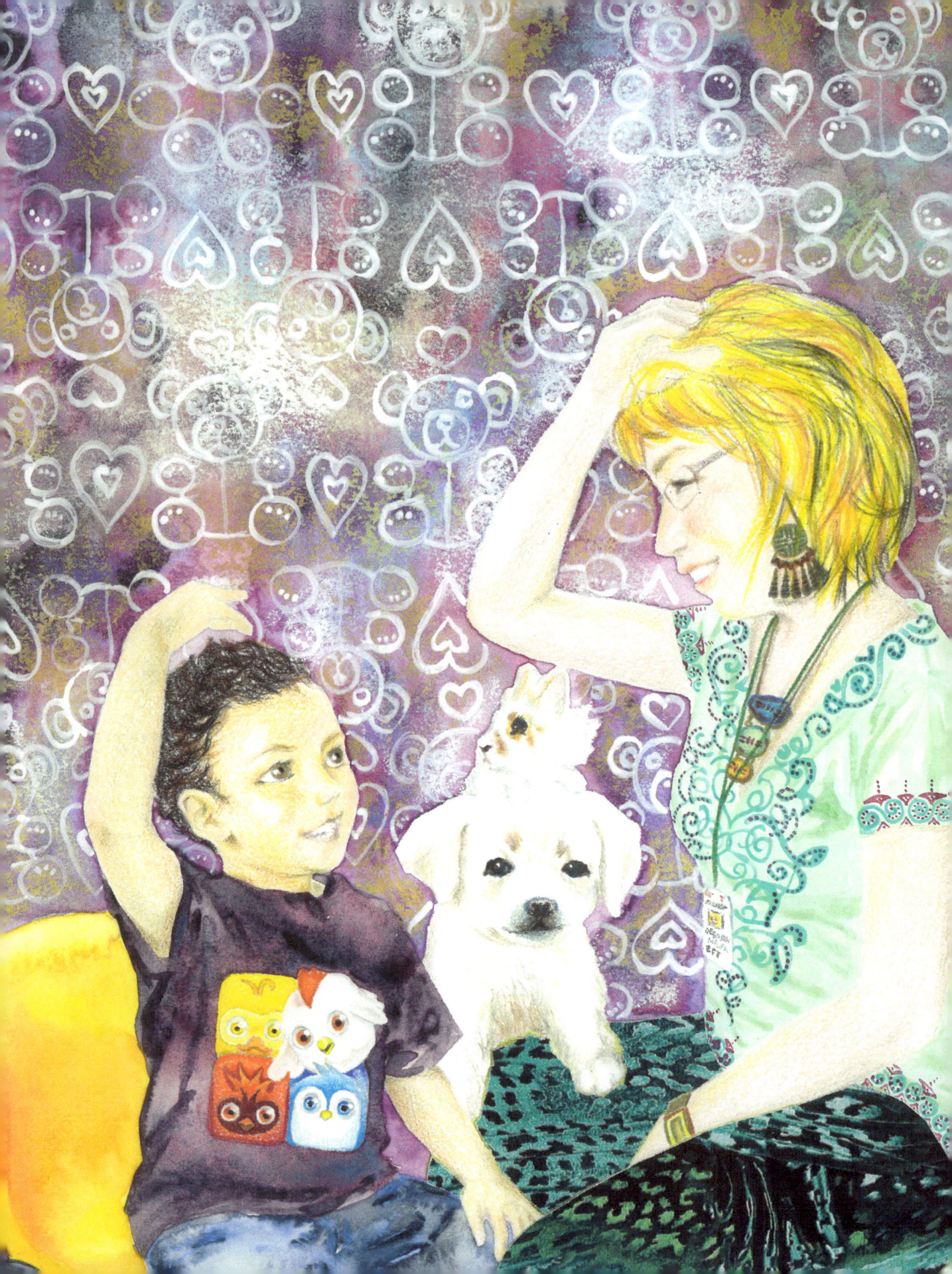

se está moviendo. Si el número representativo de la emoción no cambia, entonces implica que las palabras que se está empleando no están conectando con la emoción que se está sintiendo, o que existe otro tema subyacente al problema. En este caso, cambia las frases o el tema.

PASOS BÁSICOS DEL TAPPING

♥ Identifica en tema que nos ocupa (emoción, problema o lo que sea que le está molestando a tu hijo).

♥ Evalúa la intensidad del tema utilizando la escala de 0 al 10 (o bien con un número o con los brazos extendidos).

♥ Haz tapping suavemente sobre cada uno de los puntos de tapping EFT en secuencia mientras verbalizas las frases que describen el tema. Golpetea unas cinco o siete veces en cada punto con los dedos índice y medio.

♥ Respira profundamente.

♥ Otra vez, evalúa la intensidad del tema en la escala de 0 a 10.

♥ Repite el proceso hasta que la intensidad se reduzca a cero, o cambia a otro tema.

DOS EJEMPLOS DE CÓMO YO UTILIZO EFT CON NIÑOS

De Frases Negativas a Positivas: En las primeras rondas haz tapping mientras verbalizas frases que describe el tema (emociones negativas o problema tal como miedo o dolor). Una que la intensidad emocional inicial se reduce a un 2-3 en la escala de intensidad, entonces puedes empezar a utilizar frases y palabras más positivas hasta que la intensidad se reduce a un cero.

Imágenes y Colores: Ya que la mayoría de niños son visuales y no tienen la capacidad de describir sus emociones, utilizo muchas imágenes y colores para representar sus emociones o temas. Por ejemplo, el 'miedo' podría ser representado por el color negro o un perro malo.Entonces haz tapping con el niño utilizando ese color o imagen, cambiándolo eventualmente del negativo a positivo.

HACIENDO TAPPING JUNTOS

Recomiendo que tu, el pariente, hagas tapping con tu hijo enunciando las frases para que el niño las repita contigo. Esto es más fácil para el niño. Otro beneficio añadido es que a la vez que haces tapping con tu hijo, tu también recibes los efectos tranquilizantes. Esto se llama 'beneficios compartidos'.

Aunque EFT es una técnica tan sencilla de utilizar que hasta los niños lo pueden dominar, hay un cierto arte en su aplicación – las frases. Esto es un arte que se desarrolla con la práctica y va mejorando al centrarse en la emociones. Relájate y haz tapping. Realmente no lo puedes hacer mal, pero con la práctica aprenderás a utilizarlo mejor y mejor.

CÓMO LOS PADRES PUEDEN HACER TAPPING — UN TAPPING DE MUESTRA

Una necesidad muy importante, pero frecuentemente ignorada, cuando se trata de cuidar a un niño con cáncer, es que los padres se cuiden de si mismos. Es tan fácil centrarse primero y principalmente en el niño. En mi trabajo en el hospital, he visto una y otra vez padres que están tan estresados, ansiosos, preocupados y temerosos que no son capaces de cuidar de su hijo tan bien como pudieran. Están emocional y físicamente agotados, se enferman más frecuentemente con resfriados, y no están presentes emocionalmente para sus hijos. Obviamente, eso es contrario a lo que un padre desea, sin embargo es fácil olvidarse de que uno mismo se tiene que cuidar para poder cuidar a otro.

Para enseñarte a ti cómo enseñar a tu hijo a hacer Tapping, he decidido darte la experiencia de cómo EFT te puede ayudar a relajarte y estar en forma óptima para cuidar a tu hijo. Vamos a hacer Tapping ahora para reducir tu preocupación y estrés para que estés totalmente presente con tu hijo.

REDUCIENDO EL ESTRÉS Y LA PREOCUPACIÓN PARA LOS PADRES

Utiliza 2 o 3 dedos para hacer Tapping suavemente sobre cada punto mostrado en el diagrama y repite las siguientes frases:

RONDA 1

Haz Tapping en el Punto Karate y di en voz alta (si no es posible, dilo mentalmente)
Aunque siento mucho estrés, soy buena persona.
Aunque siento tanto estrés acudiendo al hospital a todas horas, soy una persona maravillosa.
Aunque tengo todo este estrés por estar tratando esta enfermedad, me acepto.

Ceja: Todo este estrés.
Lado del Ojo: Tengo tanto estrés.
Debajo del Ojo: No puedo manejar todo este estrés.
Debajo la Nariz: Estoy agotado de tanto estrés.
Bajo los Labios: Mi cuerpo está lleno de estrés.
Clavícula: No sé cómo manejar este estrés.
Bajo el Brazo: Parece que se está apoderando de mí.
Coronilla: Todo este estrés que siento ahora.

RONDA 2

Ceja: Tengo tanto estrés.

Lado del Ojo: Esta enfermedad ha cambiado mi vida por completo.

Debajo del Ojo: Nuestras vidas ya no son iguales para nada.

Debajo la Nariz: Todo ha cambiado.

Bajo los Labios: Nuestras prioridades vitales han cambiado.

Clavícula: Nuestro trabajo ha cambiado.

Bajo el Brazo: Nuestra rutina cotidiana ha cambiado.

Coronilla: Ya no reconozco nada.

RONDA 3

Ceja: Todo es tan extraño.

Lado del Ojo: A veces sigo sin poder aceptarlo.

Debajo del Ojo: Solo quiero que mi hijo/a se mejore.

Debajo la Nariz: Me preocupo. Me preocupo mucho, por todo, un pequeño resfriado, inyecciones y visitas al hospital.

Bajo los Labios: Me preocupo por las defensas de mi hijo/a — ¿estarán suficientemente fuertes?

Clavícula: Me preocupo por el dinero y el tiempo que nos cuesta todo esto.

Bajo el Brazo: Es normal que un padre se preocupe, ¿no?

Coronilla: El problema es que la preocupación sólo debilita mis defensas y no soluciona nada. No ayuda a mi hijo/a.

RONDA 4

Ceja: Preocuparme demasiado solo me estresará y debilitará mis defensas.

Lado del Ojo: Todo este estrés y preocupación que no ayudará a mi hijo/a.

Debajo del Ojo: Quiero ayudar a mi hijo/a sin estar estresado/a.

Debajo la Nariz: Quiero encontrar una manera de soltar toda mi preocupación y estrés.

Bajo los Labios: La preocupación debilita mis defensas y quiero estar fuerte para mi hijo/a.

Clavícula: La preocupación y el estrés me hacen sentir inseguro e indeciso cuando lo que quiero es tener claridad y estar fuerte para mi hijo/a.

Bajo el Brazo: La preocupación sólo consiste en pensamientos dando vueltas y más vueltas en la cabeza.

Coronilla: Esto nubla mi mente en lugar de tener claridad y estar centrado.

RONDA 5

Ceja: Me gustaría hacer cosas para liberarme de esta preocupación.

Lado del Ojo: No sé bien cómo funciona, pero el Tapping tranquiliza mi mente y cuerpo.

Debajo del Ojo: Esto es un buen comienzo, liberar mi estrés y preocupación.

Debajo la Nariz: Puedo enseñar a mi hijo/a a tranquilizarse también. Esto es un beneficio doble.

Bajo los Labios: Hoy, elijo hacer lo que es mejor para mi hijo/a y para mi.

Clavícula: Elijo gestionar mis emociones para poder apoyar de la mejor manera a mi hijo/a.

Bajo el Brazo: A medida que hago Tapping hoy, elijo soltar algo de esta preocupación y este estrés.

Coronilla: Me gustaría relajar mi mente, aunque no sé bien cómo hacerlo.

RONDA 6

Ceja: Elijo reducir el número de pensamientos desbocados que rondan mi mente.

Lado del Ojo: Imagino que tengo un mando que baja el volumen.

Debajo del Ojo: Reduzco la velocidad y cantidad de pensamientos desbocados que rondan mi mente.

Debajo la Nariz: Utilizo un mando imaginario con el que puedo bajar el volumen y la cantidad de pensamientos en mi mente.

Bajo los Labios: Todos esos pensamientos y emociones sobre mi hijo/a que me preocupan y me estresan.

Clavícula: Elijo reducirlos para poder pensar con más claridad.

Bajo el Brazo: Elijo bajar el volumen para poder estar presente para mi hijo/a.

Coronilla: Elijo soltar un poco del estrés que tengo almacenado en mi cuerpo también.

RONDA 7

Ceja: Lo mejor que puedo hacer para mi hijo/a es cuidar de mi mismo/a.

Lado del Ojo: Si estoy en forma — física y emocionalmente — entonces seré más cariñoso y estaré más presente para mi hijo/a.

Debajo del Ojo: Elijo respirar profundamente. Elijo preocuparme menos y tener más fe.

Debajo la Nariz: Elijo ser positivo y ver el lado alegre de las cosas.

Bajo los Labios: Elijo alimentarme bien para mantenerme sano. Elijo ayudar a mi hijo/a a alimentarse bien también.

Clavícula: Elijo reír y sonreír para que mi hijo/a se sienta más feliz.

Bajo el Brazo: Estar feliz ayuda mucho a nuestras defensas. Elijo atraer felicidad, incluso ahora.

Coronilla: Éstas son cosas que puedo hacer para estar sano y apoyar a mi hijo/a. Elijo hacerlas porque esto es así de importante para mí.

Respira profundamente un par de veces. Ahora, bebe un poco de agua. Es importante respirar profundamente y mantenerse hidratado mientras se aplica EFT. Ten siempre un vaso de agua cerca de ti y toma un poco después de cada ronda si es posible. Al final, respira profundamente varias veces.

¿Cómo te sientes ahora, después de este corto ejemplo de Tapping para liberar estrés y preocupación? Espero que mucho más tranquilo/a.

EFT ayuda a aliviar rápidamente las inquietudes al reducir la producción de hormonas de estrés en el cuerpo. También te ayudará a encontrar y liberar las emociones que están escondidas, o que están conteniendo conscientemente. En este caso, el Tapping podría sacar a la superficie alguna emoción en un principio que seguidamente se reducirá. Si al hacer Tapping han surgido emociones, no te preocupes — esto te ayuda a liberar lo que estabas reteniendo. Lo único que necesitas hacer es seguir con el Tapping y en unos pocos segundos o minutos te tranquilizarás y te sentirás mucho mejor. A veces, tendrás que hacer varias rondas de Tapping. No te preocupes, es completamente normal.

Haz Tapping durante unos minutos cada día y encontrarás que podrás compartir mejor tus sentimientos de amor y tranquilidad con tu hijo/a.

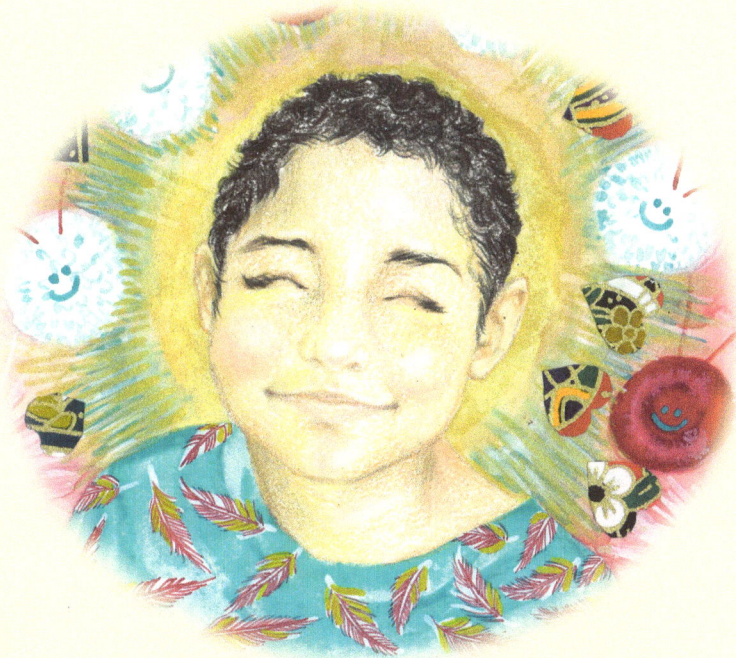

EL OSITO TAPPY – UN COMPAÑERO DE TAPPING

El Osito Tappy es un osito de peluche que fue creado específicamente para ser utilizado en la aplicación de EFT o Tapping. Tiene botones en su cuerpo en los mismos lugares que los puntos de Tapping en una persona. La razón por la que disfruto tanto utilizando Tappy es que es suave y mimoso y te mira mientras haces Tapping en él. Reconforta a los niños solo con su presencia. Además, les recuerda hacer Tapping para sentirse mejor. La combinación de estos factores le convierte en un recurso inestimable para mejorar la calidad de vida de niños con enfermedades serias.

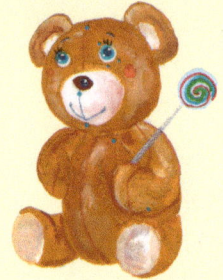

LA JACARANDA

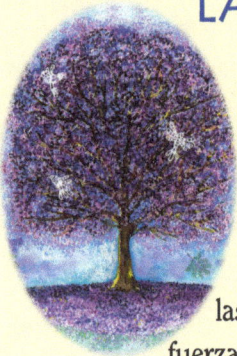

Es una idea maravillosa tener un símbolo que represente tu fuerza y poder interior. Para los niños en el hospital, y para mí, este símbolo es la Jacaranda, un tipo de árbol grande con flores maravillosas. ¿Por qué? podrías preguntar. Pues bien, es porque hay una Jacaranda en al exterior del hospital que, erguido y fuerte, les recuerda a los niños todos los días esta fuerza y poder.

Este árbol tiene preciosas flores, recordándoles la belleza de la vida. El color lavanda de las flores también es un potente color de sanación. La Jacaranda crece apaciblemente con fuerza interior, a la vez que ofrece una hermosa sombra frente al sol ardiente y comparte su color tan glorioso, sin importarle lo que esté pasando a su alrededor.

Este símbolo, la Jacaranda, es un recordatorio:

- de plantar sus raíces; pensamientos y emociones positivas que les mantienen fuertes y creyendo que se recuperarán
- de tener un tronco; su cuerpo, que les sustenta y les mantiene erguido
- de tener ramas; sus brazos y piernas además de una actitud positiva, que les permiten expandir y estirarse mientras crecen más sanos
- de tener hojas; un sistema digestivo sano que absorbe la energía y fuerza del sol, y los alimentos que refuerzan su cuerpo. Esto significa que coman alimentos sanos tales como verduras y frutas frescas.

Encontrarás una imagen de la Jacaranda en este libro para recordarte que seas fuerte, firme y poderoso, como este hermoso árbol. Te recordará que te apoya y te cuida.

Recuerda la Jacaranda todos los días. Siente como si estuvieras debajo de sus ramas o apoyándote sobre su tronco fuerte y sustentador. Aunque estés en el hospital, te puedes imaginar al exterior sentado/a bajo una Jacaranda, donde estás a salvo y en paz.

Acércate al abrigo de la Jacaranda con el Osito Tappy y yo, y disfruta del viaje de aprender cómo puede mejorar tu vida con el Tapping.

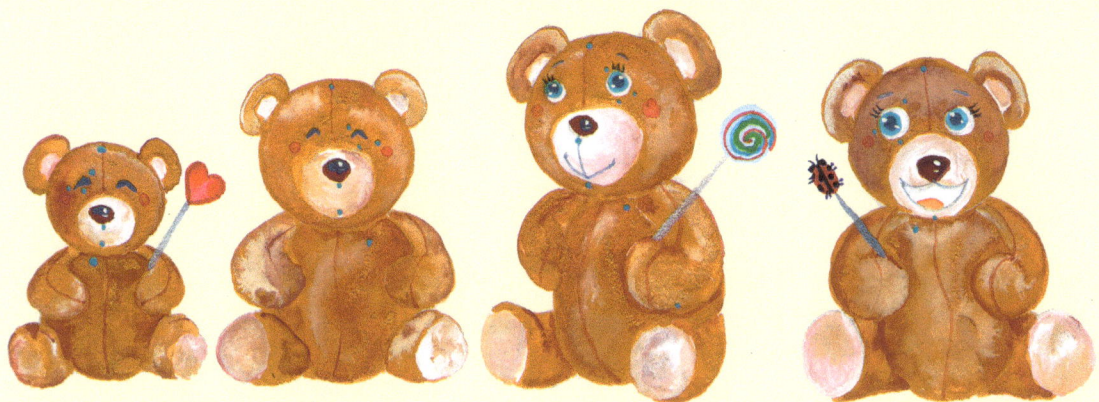

HISTORIAS INDIVIDUALES

Basadas en las Experiencias
de los Niños

(con el Guión de Tapping)

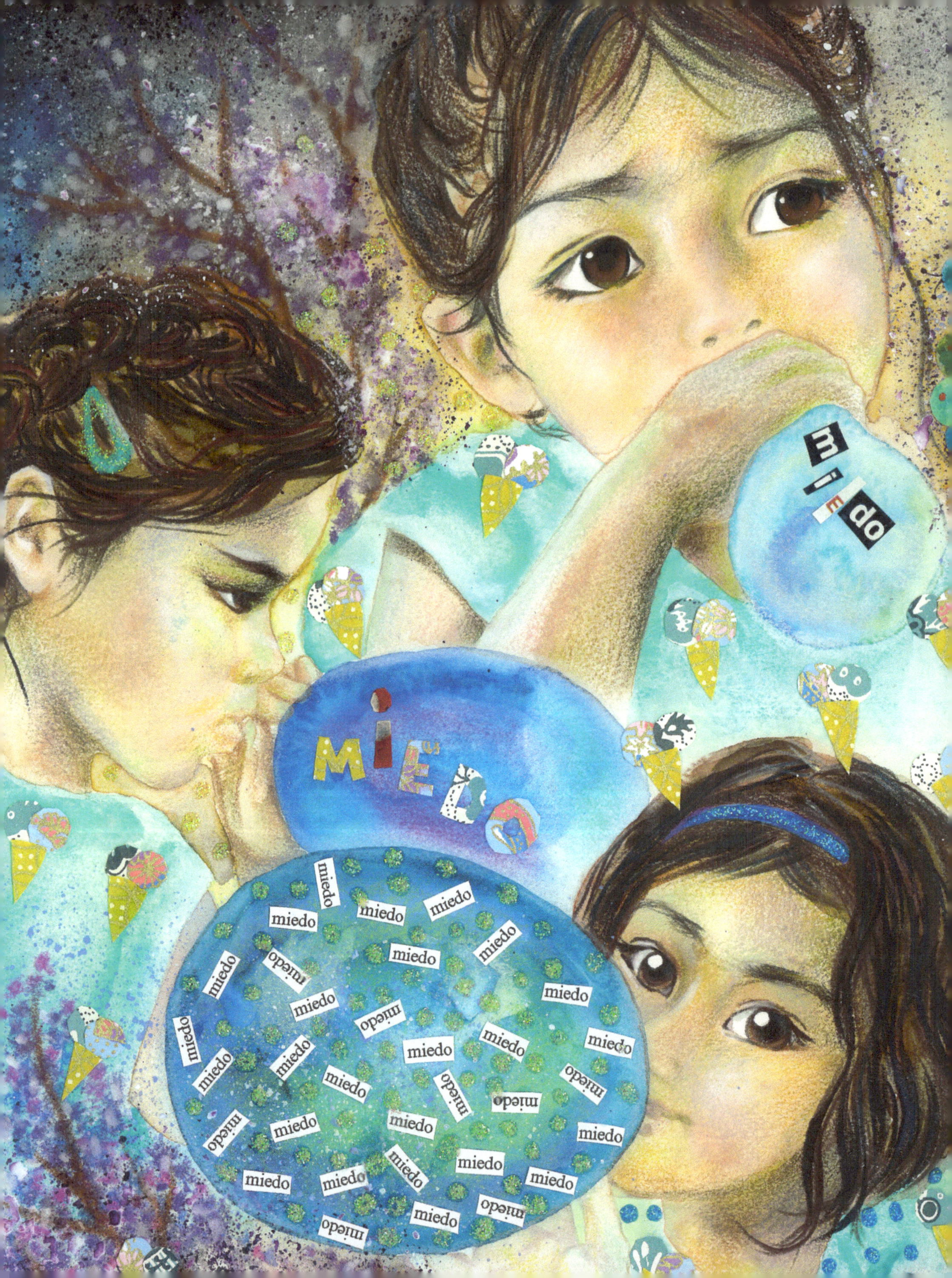

¡GLOBOS, GLOBOS, GLOBOS!

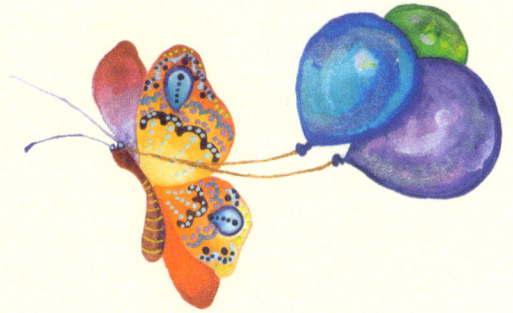

¡¡¡Globos, Globos, Globos!!! Globos de todos los colores te **ayudan a soltar tus miedos.** Los globos son de todos los tamaños y todos los colores y te ayudan a superar aquello que te inquieta. Te ayudarán a enfrentarte a lo que te está molestando.

Gilda siempre tenía miedo. Tenía miedo a todo en el hospital. Tenía miedo antes de que ocurriese nada. Imaginaba lo que iba a pasar y sentía miedo. La mayoría del tiempo, tenía miedo incluso cuando no hacía falta tenerlo. No era divertido.

Gilda ya no quería tener miedo, así que decidimos que utilizaríamos Tapping con la imagen de globos para ayudarla a sentirse mejor. Haz Tapping con nosotras para liberar todos tus miedos también.

Piensa en un miedo que tienes. Visualízalo y siéntelo. Ahora imagina que puedes poner ese miedo dentro de un globo imaginario. Imagina que ese globo está delante de ti. Puedes hacer que el globo sea del color, forma y tamaño que quieras.

¿De qué color es tu globo? Es de un solo color, o es rayado, o con estrellas o círculos u otra cosa? ¿De qué tamaño es tu globo? ¿Es pequeño o tan grande como una casa?

Ahora que tienes ese globo imaginario, haz Tapping y meteremos tus miedos en el globo. Recuerda que estás imaginando estos globos. No hace falta tener un globo de verdad delante de ti.

RONDA 1

Haz Tapping en el Punto Karate y repite:

Aunque tengo tanto miedo, soy una niña genial.

Aunque tengo tanto miedo a lo que me está pasando, soy una niña maravillosa.

Aunque tengo tanto miedo a todas las cosas temibles en mi cabeza, quiero sentirme mejor.

Ceja: Tengo tanto miedo. No sé qué hacer.

Lado del Ojo: Tengo tanto miedo. ¡Este miedo es tan GRANDE!

Debajo del Ojo: ¿Qué hago con todo este miedo?

Debajo la Nariz: El miedo está en mi cabeza.

Bajo los Labios: Este miedo está en mi mente y en mis pensamientos.

Clavícula: Este miedo está en mi cuerpo.

Bajo el Brazo: Tengo tanto miedo.

Coronilla: ¡Este miedo es tan GRANDE!

RONDA 2

Ceja: No sé cómo sentirme mejor, pero quiero sentirme mejor.

Lado del Ojo: Tengo una imaginación genial, así que puedo pensar en una manera de liberarme de todo este miedo.

Debajo del Ojo: ¡Ya lo tengo! Lo puedo poner en un globo imaginario y enviarlo muy lejos.

Debajo la Nariz: Tengo un GRAN GLOBO AZUL (o el color que tú quieras). Pongo todo mi miedo en un globo AZUL.

Bajo los Labios: Soplo y soplo y soplo todo mi miedo dentro del gran globo azul.

Clavícula: El globo azul se hace más y más grande a medida que mi miedo lo llena.

Bajo el Brazo: Cuando está lleno de todo mi miedo, le hago un nudo.

Coronilla: Lo suelto — ¿por qué no? — y sube flotando al cielo y desaparece.

RONDA 3

Ceja: Esto me hace sentirme mejor.

Lado del Ojo: Mi mente está más tranquila, pero todavía me queda un poquito de miedo.

Debajo del Ojo: Quiero deshacerme de lo que queda también, porque no me gusta el miedo.

Debajo la Nariz: Saco otro globo imaginario de color ROSA. Un precioso globo ROSA con remolinos.

Bajo los Labios: Soplo y soplo y soplo lo que queda de miedo dentro del globo rosa.

Clavícula: El globo se hincha más y más a medida que meto todo el resto de mi miedo en él.

Bajo el Brazo: Me alegra mucho poder poner mi miedo en el globo.

Coronilla: Meto hasta la última pizca de miedo en el globo rosa y luego le hago un nudo y dejo que se vaya flotando.

RONDA 4

Ceja: Me siento mucho mejor ahora. Ya no hay miedo.

Lado del Ojo: Tengo todos los globos que necesito para deshacerme de cualquier miedo que tenga.

Debajo del Ojo: Eso me hace sentir realmente a salvo.

Debajo la Nariz: Tengo globos rojos, globos blancos, globos rosados, globos morados, globos amarillos, globos verdes, globos anaranjados, globos a rayas, globos de flores, globos con estrellas y círculos — cualquier tipo de globo que quiero.

Bajo los Labios: Es fácil poner todas mis preocupaciones en un globo y dejar que se vaya flotando al cielo y desaparezca.

Clavícula: Me alegra mucho tener globos que me ayudan a sentirme mejor.

Bajo el Brazo: Ahora me siento ligera y libre y segura y feliz.

Coronilla: Los globos me hacen sentir tranquila y feliz.

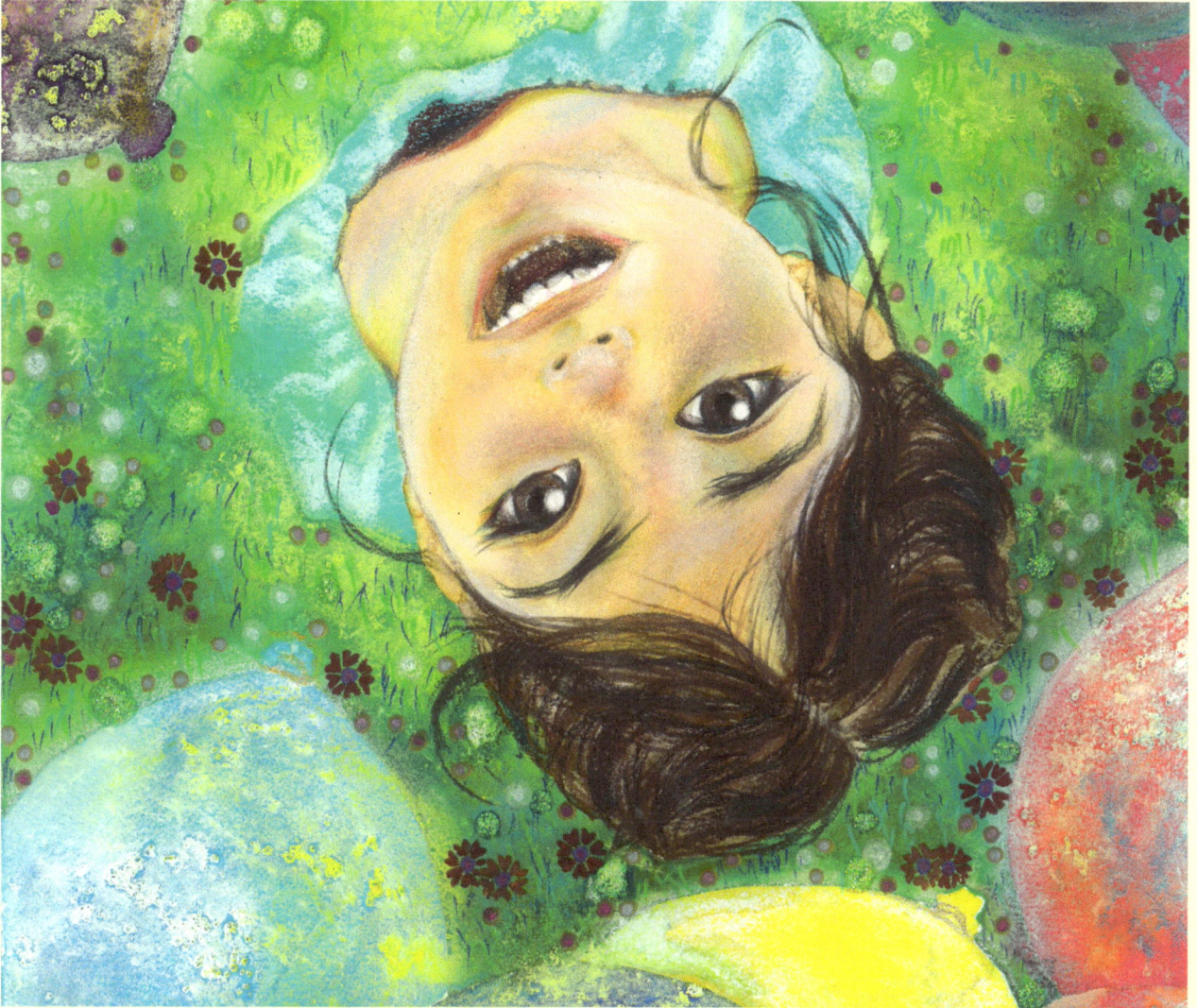

Gilda se sentía mucho mejor después de meter todos sus miedos en sus globos imaginarios de azul y rosa y dejarlos desaparecer en el cielo. Solo hicieron falta dos globos para deshacerse de su miedo. Ahora sabe que en cualquier momento que sienta miedo puede elegir otro globo imaginario y deshacerse de él. A veces solo hace falta un globo, a veces tres. Pero no importa cuántos globos hagan falta, puede deshacerse de su miedo. Tiene todos los globos que necesita, y muchos más.

¿Y tú? ¿Te sientes mejor? ¿Te ayudó tu globo a deshacerte de un miedo? ¿Soltaste todos tus miedos? Si no, entonces saca otro globo y haz Tapping de nuevo hasta que hayan desaparecido. Si todos han desaparecido — ¡¡YUPI!! ¡Eres asombroso/a!

Acuérdate que en cualquier momento que sientas miedo, puedes meterlo todo en un globo imaginario y soltarlo. También puedes meter el enojo, la tristeza y la maldad en un globo y soltarlos. Hay suficientes globos para deshacerte de cualquier sensación mala que puedas tener.

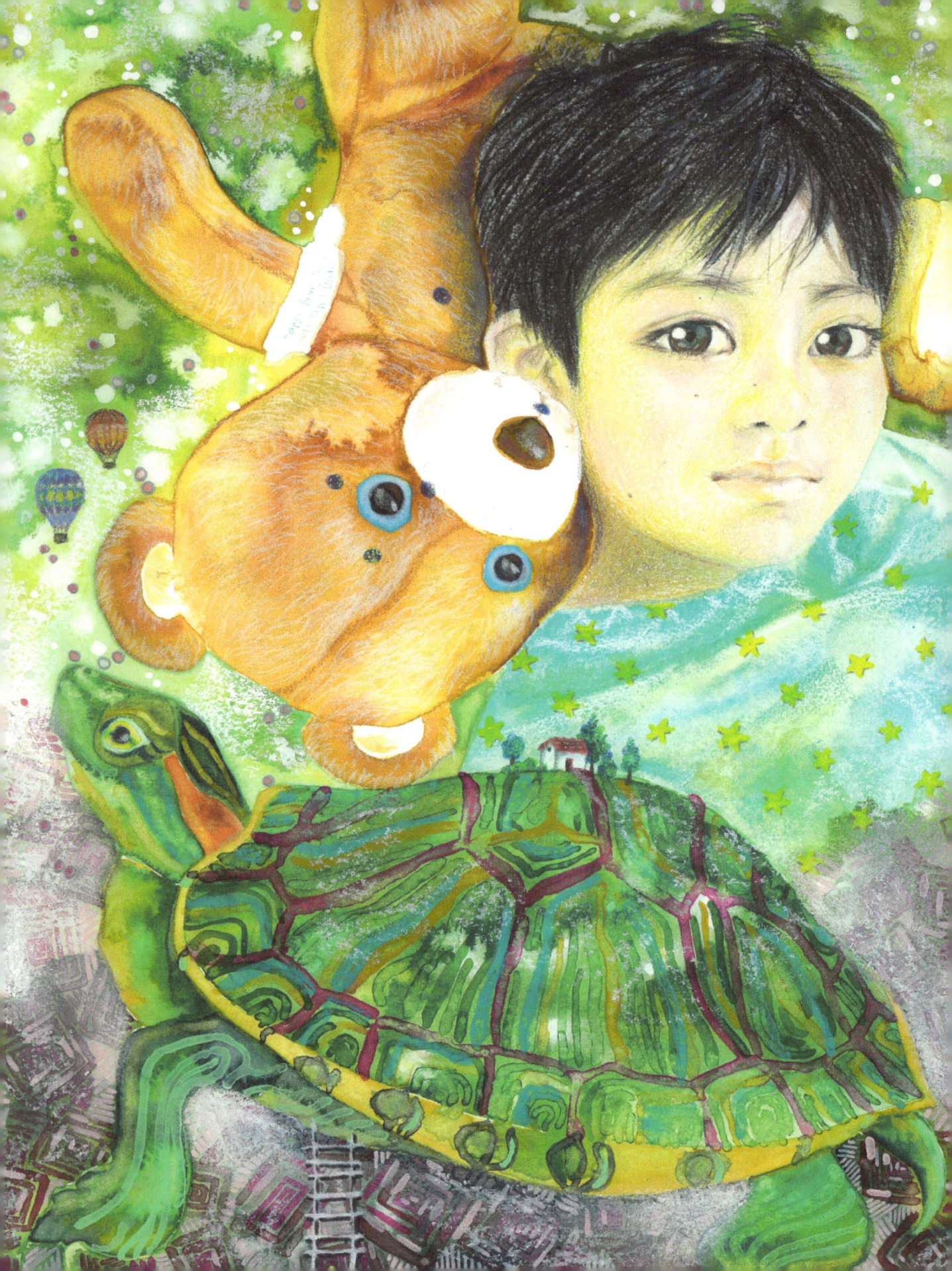

TORTUGA LENTA Y GUEPARDO VELOZ

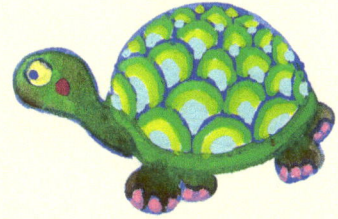

Eres fuerte, aun cuando te estás recuperando de una enfermedad. Es importante que te acuerdes de esto. Tu cuerpo tiene un sistema inmunológico con muchas defensas. Están ahí para defenderte, cuidarte y ayudarte a recuperarte cuando te encuentras mal. Cuando tus defensas están débiles, no pueden hacer su trabajo bien. No pueden deshacerse de los virus malos que te causan un resfriado. No pueden asegurarse que te recuperes después de la quimioterapia. No pueden hacer que estés fuerte y lleno de energía. No pueden hacer un buen trabajo de sanarte y mantenerte sano.

¿Qué haces cuando tus defensas están en baja forma y son débiles y tímidos? Cuando tus defensas están débiles o no pueden hacer su trabajo, les podemos ayudar un poco. ¿Quieres que tus defensas sean FUERTE? Entonces acompáñanos que con Javier realizaremos este maravilloso viaje.

La historia de Javier es un ejemplo perfecto de cómo puedes mejorar tus defensas. Ésta es su historia. A Javier le iba muy bien. Estaba mejorando más y más. Estaba muy feliz por ello. Entraba al hospital con una sonrisa y hacía reír a todo el mundo con sus travesuras.

De repente tuvo un ataque de apendicitis y tuvieron que extirpar su apéndice. La cirugía sentó muy mal a su cuerpo. Sus defensas se debilitaron más y más. Sus defensas simplemente no podían recuperarse.

De hecho, las probabilidades de que sobreviviera cayeron de un 80/20 a un 50/50. Eso fue muy deprimente para Javier. Se encontraba muy triste y perdió la esperanza. En lugar de hacer que la gente riese cuando acudía al hospital, estaba encorvado y triste. Su enormes ojos marrones miraban al suelo y prácticamente goteaban tristeza.

Debido a que el sistema inmunológico de Javier era tan lento y no respondía, no permitieron que se le administrara sus tratamientos para el cáncer para que pudiese seguir recuperándose. Esto le hacía sentirse muy preocupado. Podías ver en sus grandes ojos marrones que él sabía que esto no era nada bueno.

Entonces, lo que hicimos con Javier fue Tapping para estimular sus defensas y para que volviesen a arrancar. Javier y yo hicimos tapping…

Haz Tapping con el guión a continuación para recordar a tus defensas lo fuertes que son.

RONDA 1

Haz Tapping en el Punto Karate y repite:

Aunque mis defensas están débiles y no me pueden dar mis tratamientos por ello, soy un niño genial.

Aunque me siento triste porque mis defensas estás débiles, y eso no es nada bueno, sigo siendo un niño maravilloso.

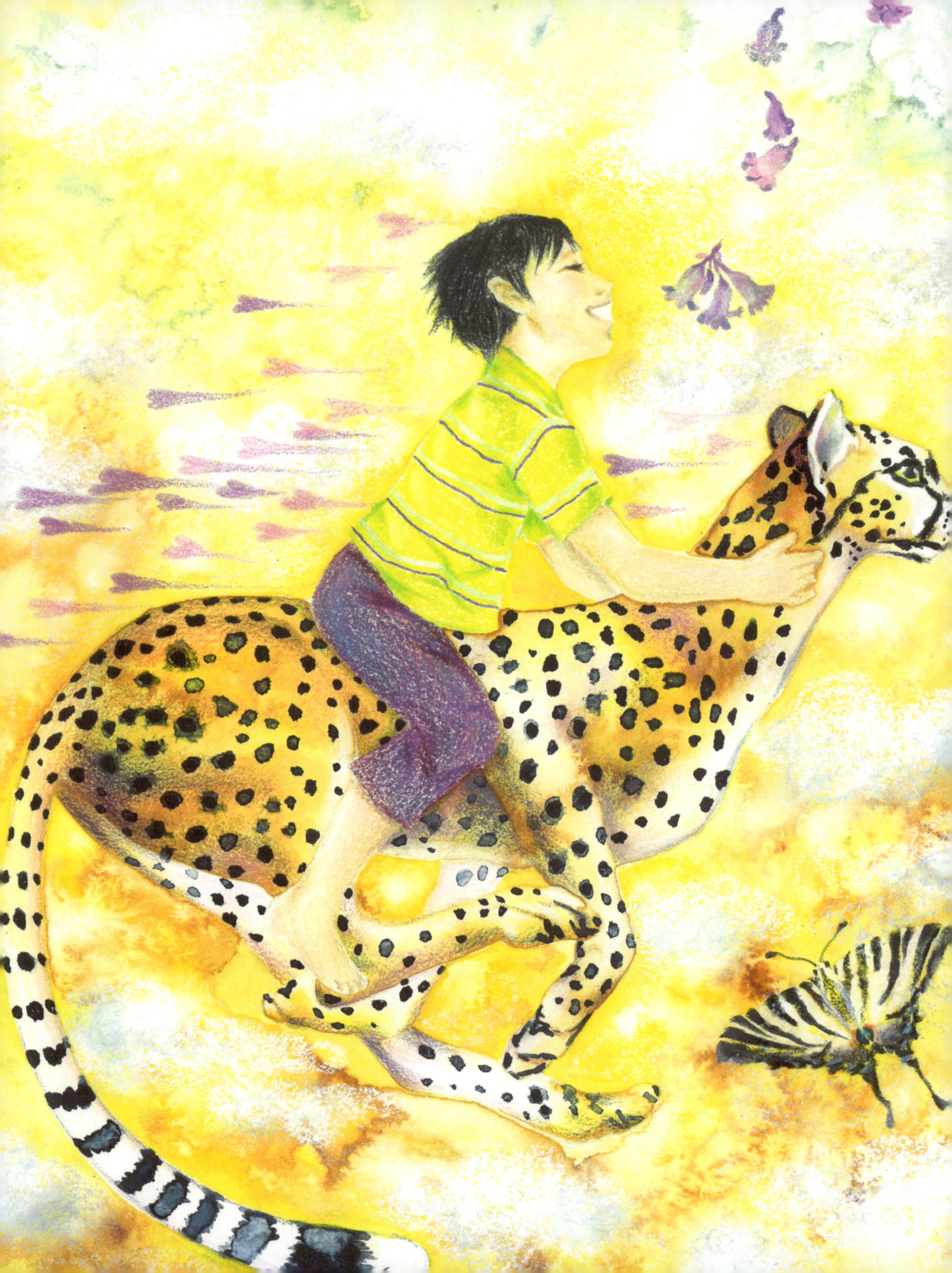

Aunque mi sistema inmunológico está débil, y eso es malo si quieres recuperarte, soy un niño genial.

Ceja: Me siento triste porque mis defensas están débiles.

Lado del Ojo: No quiero que estén débiles y lentos.

Debajo del Ojo: Me hace sentirme muy, muy triste que estén débiles. Me asusta.

Debajo la Nariz: Sé que no es bueno tener defensas débiles.

Bajo los Labios: No quiero que mis defensas sean lentos como una tortuga.

Clavícula: Ser lento como una tortuga no me ayudará a ponerme bien.

Bajo el Brazo: Las tortugas son maravillosas y tienen un caparazón fuerte, pero son demasiado lentas y yo quiero ponerme bien rápidamente.

Coronilla: Quiero que mis defensas sean tan veloces como un guepardo, porque el guepardo es el animal más rápido del planeta.

RONDA 2

Ceja: Quiero defensas veloces y fuertes como un guepardo.

Lado del Ojo: Esto hará que mis defensas se desplacen, igual que un guepardo que puede pasar de estar sentado a correr tan rápido que prácticamente vuela.

Debajo del Ojo: Pido que mis defensas se levanten y se pongan en marcha rápidamente, porque ellas conocen su entorno y saben qué necesito — igual que un guepardo.

Debajo la Nariz: A mis defensas les gusta estar fuertes y veloces y poder adaptarse a lo que tengan que hacer en un abrir y cerrar de ojos.

Bajo los Labios: Me gusta tener defensas fuertes y veloces como un guepardo.

Clavícula: Me gusta sentir que soy rápido y lleno de energía y velocidad como un guepardo.

Bajo el Brazo: Mis defensas reaccionan y se ponen en marcha rápidamente — ahora mismo.

Coronilla: Esto me hace sentir fuerte y poderoso.

RONDA 3

Ceja: Estar fuerte y poderoso permite a mis defensas hacer su trabajo: ¡Defenderme!

Lado del Ojo: Me gusta que mis defensas me cuiden.

Debajo del Ojo: Se deshacen de las cosas malas y me hacen sentir mejor.

Debajo la Nariz: Me alegra tener defensas fuertes.

Bajo los Labios: Hago que mis defensas lentas como una tortuga se vuelvan fuertes y veloces como un guepardo.

Clavícula: En lugar de defensas lentas como una tortuga, tengo defensas veloces como un guepardo.

Bajo el Brazo: Mis defensas se vuelven más veloces y fuertes como un guepardo.

Coronilla: Mis defensas son veloces y fuertes como un guepardo, haciéndome sentir fuerte. ¡¡Yupi!!

RONDA 4

Ceja: Tener defensas fuertes y poderosas como un guepardo me mantiene fuerte.

Lado del Ojo: Me encanta estar fuerte, ya que me ayuda a estar sano.

Debajo del Ojo: Mis defensas de guepardo me mantienen fuerte.

Debajo la Nariz: Tener defensas fuertes me hace estar más y más sano.

Bajo los Labios: Quiero estar sano. Me gusta estar sano.

Clavícula: Me encanta que mis defensas de guepardo se aseguren de que esté fuerte.

Bajo el Brazo: Me encanta estar fuerte y sano como un guepardo.

Coronilla: Mi cuerpo y yo somos fuertes y sanos como un guepardo.

Al hacer Tapping con Javier un jueves por la tarde y el lunes siguiente sus defensas ya eran fuertes y veloces. Tú puedes hacer lo mismo. Haz tapping para que las defensas de tu cuerpo estén fuertes y sanas.

NOTA: Recuerda que éstas son las palabras que utilicé con Javier para ayudar a poner en marcha sus defensas. Tú puedes seguir este guión y utilizar estas mismas palabras, o puedes utilizar otras palabras en vez de 'defensas'. Siempre puedes adaptar un guión de Tapping para ajustarlo a tu situación personal, de manera que resuene contigo.

¿Qué palabra significa o representa 'defensas' para ti? ¿Qué imagen te hace sentir fuerte — un superhéroe? ¿Un Superman o Supergirl? ¿Un animal distinto?

Quizás te gustaría imaginar que tus defensas son como un castillo: un enorme castillo con un foso alrededor y centenares de guerreros preparados para defenderlo. Algunos de estos guerreros son arqueros detrás de las almenas, listos para lanzar sus flechas a los intrusos. Algunos son soldados de a pie, con espadas, escudos, cascos y armadura. Hay diferentes tipos de soldados con distintos uniformes, e incluso algunos de ellos que tienen lentes con visión de rayos-X!

En el bosque alrededor del castillo hay muchos animales salvajes que trabajan junto con los guerreros para ayudar a proteger el castillo a su manera. Está la Tortuga, que es lenta pero tiene un caparazón fuerte e impenetrable. Está la Mamá Osa, que está erguida y ruge para espantar a los intrusos. Hay Lobos y Gatos Salvajes que gruñen y dan zarpazos con sus garras. Y por último está el Guepardo, que corre tan veloz como el viento y al que nada se le puede escapar.

Sé creativo y utiliza las palabras e imágenes que te hacen sentirte mejor. No hay límite — tu imaginación es libre para volar, crear y encontrar las imágenes justas *para tí*.

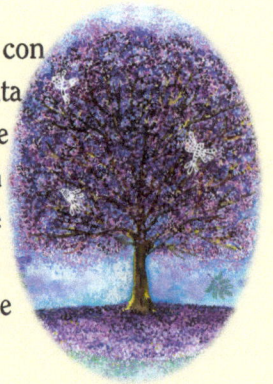

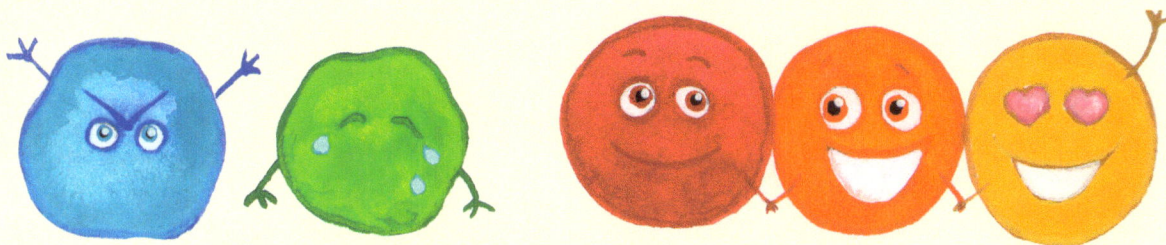

CÓMO CONVERTIR A LAS CÉLULAS TRISTES EN CÉLULAS ALEGRES

Tu cuerpo es único y especial. Está compuesto por muchas células.

Podrías preguntar, "¿Qué es una célula?" Las células son la parte viva más pequeña de tu cuerpo. Cada célula es como una habitación en tu casa. Todas las demás células son como las otras habitaciones de tu casa. Todas juntas forman tu casa, o "tu cuerpo".

Cada célula es única y especial pero forma parte de la casa. Cada habitación, o célula contiene todo lo necesario para que tu cuerpo pueda comer, respirar, mover, dormir, sonreír, llorar, ser fuerte y sano y todo lo demás. Las células son la razón por la que estás vivo.

Las células se hablan entre sí. Ellos cuentan qué está pasando en su interior y a su alrededor. Esto significa que tus células saben cuando estás feliz porque lo sienten. También saben cuando estás triste. Las células escuchan cómo te sientes y luego se cuentan las unas a las otras qué necesitan producir para estar tristes o alegres, igual que tú.

¡Tú eres el jefe de tus células!

Cuando te sientes triste, tus células fabrican los químicos que hace que tu cuerpo también se sienta triste. Lo bonito es que cuando estás alegre, entonces tus células fabrican los quimicos que hacen que tu cuerpo también se sienta alegre. ¡Guau! Esto significa que eres muy poderoso — ¡tú puedes ayudar a tu cuerpo a sentirse mejor solo al elegir estar alegre!

Por ejemplo, cuando estás enfermo, partes de tu cuerpo están realmente tristes porque no se sienten bien. Todas las demás células escuchan esa tristeza. Lo bueno es que puedes ayudar a tu cuerpo. Cuando eliges estar alegre, las partes tristes empiezan a sentirse alegres también porque tus células están escuchando a tus pensamientos y emociones alegres. Eso ayuda a tus células a recuperarse y ayuda a que tu cuerpo se recupere también.

Ayudemos a tus células a estar alegres para que puedan sentirse mejor y tú puedas sanar. Hagamos Tapping con nuestros dedos y varitas mágicas para estar alegres.

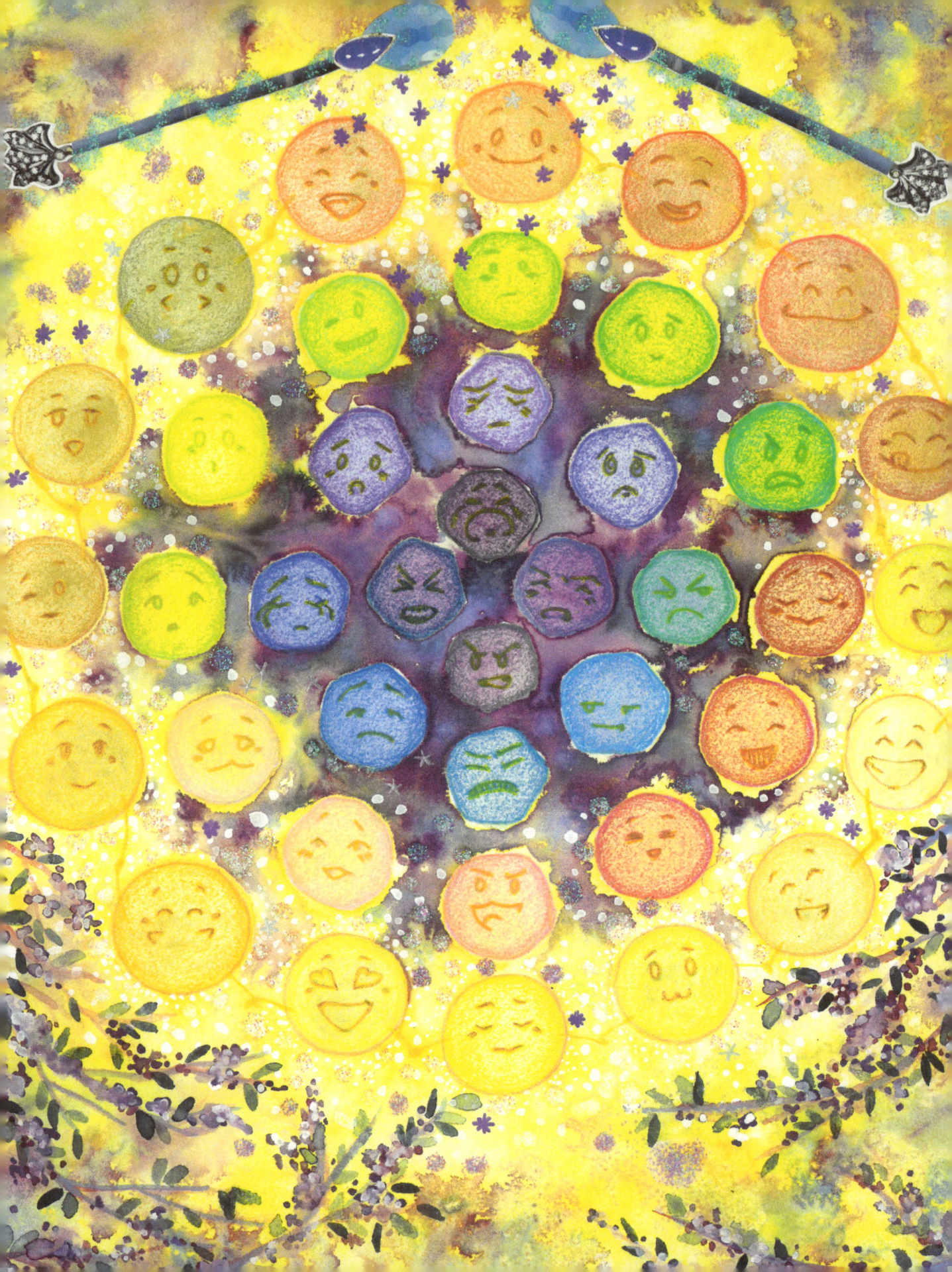

CREANDO TU VARITA MÁGICA

No sabías que hoy ibas a utilizar una varita mágica, ¿verdad? Pues bien, ¡sorpresa! Puedes crear una varita mágica como más te guste, porque es tu varita especial.

- ♥ ¿Está en tu mano derecho o izquierda?
- ♥ ¿Qué color tiene?
- ♥ ¿Qué tamaño tiene?
- ♥ ¿Es pesada o ligera?
- ♥ ¿Brilla en la oscuridad?
- ♥ ¿Es una varita larga y recta o tiene una estrella en la punta? ¿O alguna otra cosa?
- ♥ ¿Hace algún sonido?
- ♥ ¿Brilla?

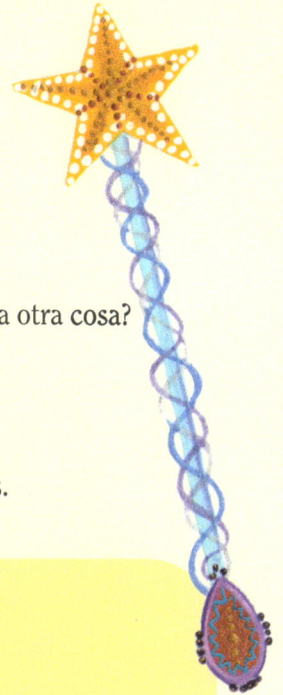

Ahora imagina que tienes una varita mágica en tu mano y hagamos alegres a tus células.

RONDA 1

Haz Tapping en el Punto Karate y repite:

Aunque tengo partes tristes, soy un buen chico.

Aunque partes de mi cuerpo están enfermos y no sé porqué, sigo siendo un niño genial.

Aunque tengo partes tristes porque están enfermas, soy un buen niño.

Ceja: Estoy triste porque estoy enfermo.

Lado del Ojo: No quiero estar enfermo.

Debajo del Ojo: Partes de mi cuerpo están tristes y enfermas.

Debajo la Nariz: Parte de mi cuerpo está tan, tan, tan triste que ha enfermado.

Bajo los Labios: No quiero que mi cuerpo esté enfermo.

Clavícula: Quiero que se ponga bien.

Bajo el Brazo: No quiero células tristes.

Coronilla: Quiero células alegres.

¡Imagina que agitas tu varita mágica mientras haces Tapping!

RONDA 2

Ceja: Utilizo mi varita mágica para quitar la tristeza de mis células.

Lado del Ojo: Mi varita mágica saca todo la tristeza de mí.

Debajo del Ojo: Hace que la tristeza haga ¡PUF! y desaparezca.

Debajo la Nariz: ¡PUF! ¡Todo desapareció! ¡No hay más tristeza!

Bajo los Labios: Quiero que mis células estén alegres.

Clavícula: Voy a utilizar mi varita mágica y poner alegría en mis células.

Bajo el Brazo: La alegría para mí es amarilla. (¿Es amarilla para ti u otro color? Elige tu propio color y lo incorporas — el color que tú quieras.)

Coronilla: Pongo mucho, mucho amarillo alegre en mis células.

RONDA 3

Ceja: Pensamientos alegres hacen que mis células también estén alegres.

Lado del Ojo: Células brillando alegres se sienten bien y yo también.

Debajo del Ojo: Me encanta tener células chispeantes, porque me hacen sentir bien.

Debajo la Nariz: Cuando me siento bien, mis células también se sienten bien y yo me siento mejor.

Bajo los Labios: A mis células les encanta sentirse alegres.

Clavícula: Se llenan con el color amarillo alegre y empiezan a brillar.

Bajo el Brazo: Brillan con tanta felicidad que sonrío también.

Coronilla: Mis células brillan con pensamientos y emociones alegres. Yo también estoy brillando.

RONDA 4

Ceja: Mis células y yo estamos brillando con alegres pensamientos amarillos.

Lado del Ojo: Todas las células de mi cuerpo están brillando.

Debajo del Ojo: Este brillo hace que mi cuerpo se sienta muy bien.

Debajo la Nariz: Este brillo hace que mis células tristes también se sientan bien.

Bajo los Labios: Pensamientos alegres siempre me hacen sentir mejor.

Clavícula: Pensamientos alegres hacen que mis células se sientan alegres también.

Bajo el Brazo: Eso nos hace brillar y sentirnos mejor.

Coronilla: Me encanta brillar todos los días.

¿Verdad que te sientes bien cuando brillas y estás alegre? Estoy segura que tus células también se sienten mejor. En cualquier momento en que te sientes triste, enfadado, dolido o mal, utiliza tu varita mágica y pon tu color favorito en tus pensamientos y células. Llénalas con ese color alegre. En menos de un abrir y cerrar de ojos tú también estarás brillando y alegre. ¡Yupi!

QUÉ HACER CUANDO NO QUIERES IR AL HOSPITAL

A veces el aspecto más difícil de recibir tratamientos en el hospital es ir hasta allí. ¿Quién quiere ir a un hospital?

No es divertido estar en el hospital. Allí hay dolor. Allí hay miedo. Apuesto a que te sientes mal incluso antes de llegar al hospital. Quizás incluso discutes con tus padres sobre ir al hospital. Esto hace que todos estén tristes.

Itzani, una niña de 10 años de edad, se sentía así. Normalmente en casa estaba alegre y jugaba pero se ponía tan triste cada vez que tenía que acudir al hospital. Esto ocurría días antes de tener que ir. En lugar de jugar y hacer cosas con su hermano andaba alicaída. Se ponía de mal humor y era insolente con su madre. Ponía la cara más larga del mundo. Todo su cuerpo también tenía un aspecto triste.

Le pregunté a Itzani:

"¿Y si pudieras llevar esa parte alegre, divertida, juguetona al hospital contigo? ¿No te sentirías mejor? Vamos a hacer Tapping para llevar esa parte divertida contigo, vayas adonde vayas."

RONDA 1

Haz Tapping en el Punto Karate y repite:

Aunque no quiero ir al hospital, soy una niña maravillosa.

Aunque no quiero ir, soy una joven maravillosa.

Aunque no quiero ir, soy adorable.

Ceja: No quiero ir al hospital.

Lado del Ojo: Es horrible ahí.

Debajo del Ojo: Me siento mal, triste y enojada ahí.

Debajo la Nariz: Odio lo que me ocurre ahí.

Bajo los Labios: Me dan inyecciones y medicamentos que me hacen sentir mal.

Clavícula: ¡No quiero ir!

Bajo el Brazo: ¡No me obligues a ir!

Coronilla: Quiero quedarme en casa.

RONDA 2

Ceja: Claro que quiero quedarme en casa.

Lado del Ojo: Soy más feliz en casa.

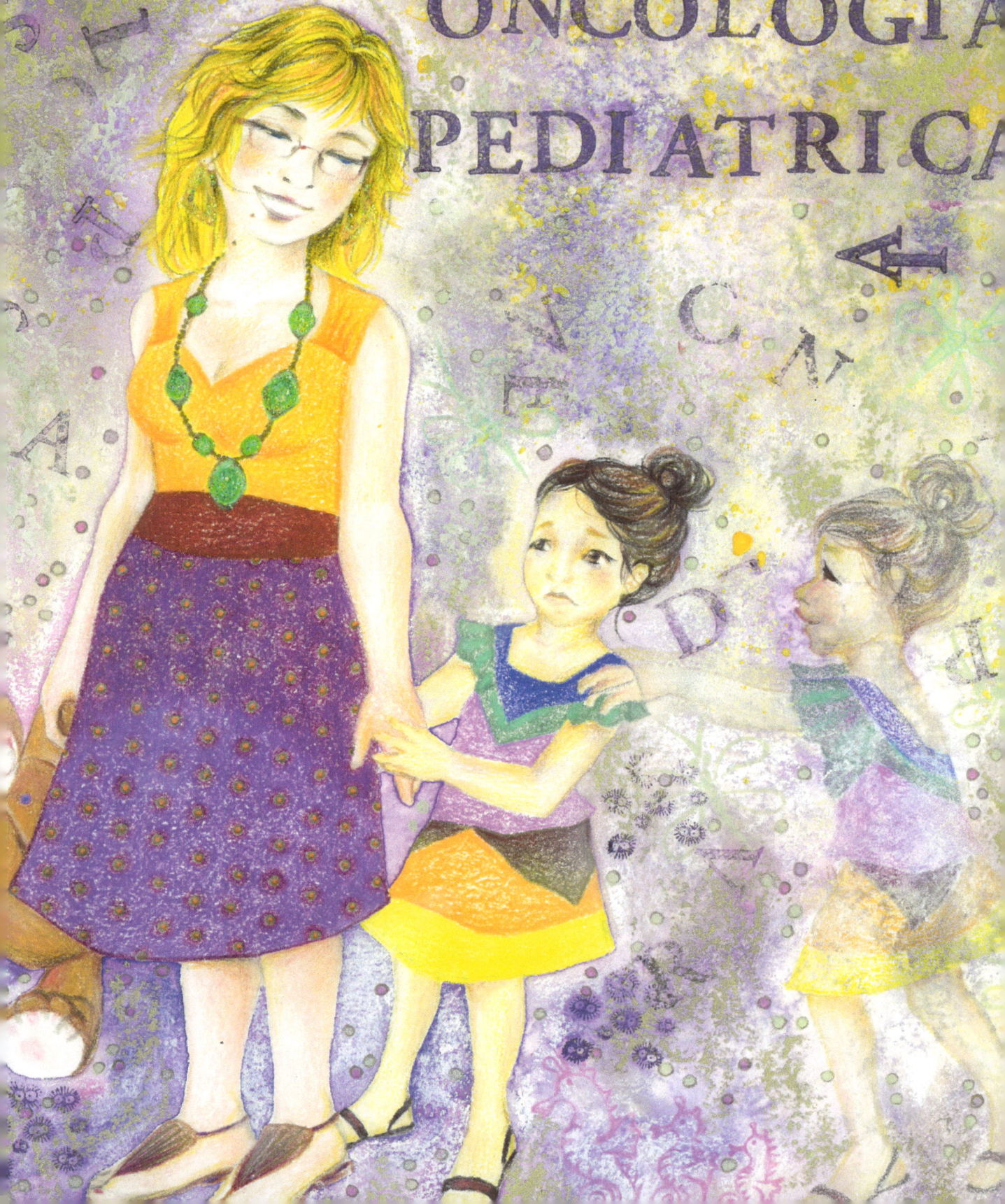

Debajo del Ojo: Me divierto más en casa.

Debajo la Nariz: ¿Por qué iba a querer ir al hospital.

Bajo los Labios: Me siento muy mal ahí.

Clavícula: Preferiría jugar y divertirme en casa.

Bajo el Brazo: No quiero ir a un lugar donde me siento mal.

Coronilla: Preferiría no ir al hospital.

Respira profundamente. Solo respira — inhala y exhala. ¿Cómo te sientes? ¿Todavía estás enfadada porque tienes que ir al hospital? No pasa nada si lo estás. No pasa nada si no quieres ir. Es normal. ¿Quién quiere ir al hospital? ¿Quién quiere que le den quimioterapia? Es mucho más divertido jugar. Sería extraño si saltaras de alegría y dijeras que quieres ir al hospital. Pero es mejor para ti si pudieras ir al hospital tranquila y sin sentirte mal.

Así que, sigamos haciendo tapping hasta que te sientas mejor.

RONDA 3

Ceja: Sé que tengo que ir.

Lado del Ojo: No quiero ir.

Debajo del Ojo: Solo de pensar en ir al hospital me pongo triste.

Debajo la Nariz: Esto no me ayuda a ponerme bien.

Bajo los Labios: Realmente quiero ponerme bien.

Clavícula: Puedo hacer Tapping para sentirme mejor respecto a acudir al hospital.

Bajo el Brazo: Puedo hacer Tapping para sentirme feliz esté donde esté.

Coronilla: ¡Yupi! Eso es muy poderoso. ¡Yo estoy al mando y no el hospital!

RONDA 4

Ceja: Puedo hacer Tapping para sentirme mejor cada día, en todas partes.

Lado del Ojo: Hago Tapping para sentirme feliz porque la felicidad reside dentro de mí.

Debajo del Ojo: La felicidad vive en mí. La diversión vive en mí.

Debajo la Nariz: Esto significa que la puedo llevar conmigo adonde sea.

Bajo los Labios: Puedo llevar la felicidad y la diversión conmigo, vaya adonde vaya.

Clavícula: La felicidad y la diversión están aquí mismo dentro de mí.

Bajo el Brazo: Me gusta estar feliz y divertirme.

Coronilla: Me llevo mi sonrisa y risas conmigo adonde vaya.

Imagina qué aspecto tiene esa parte feliz dentro de ti. Trae esa imagen a la mente y sigue haciendo tapping.

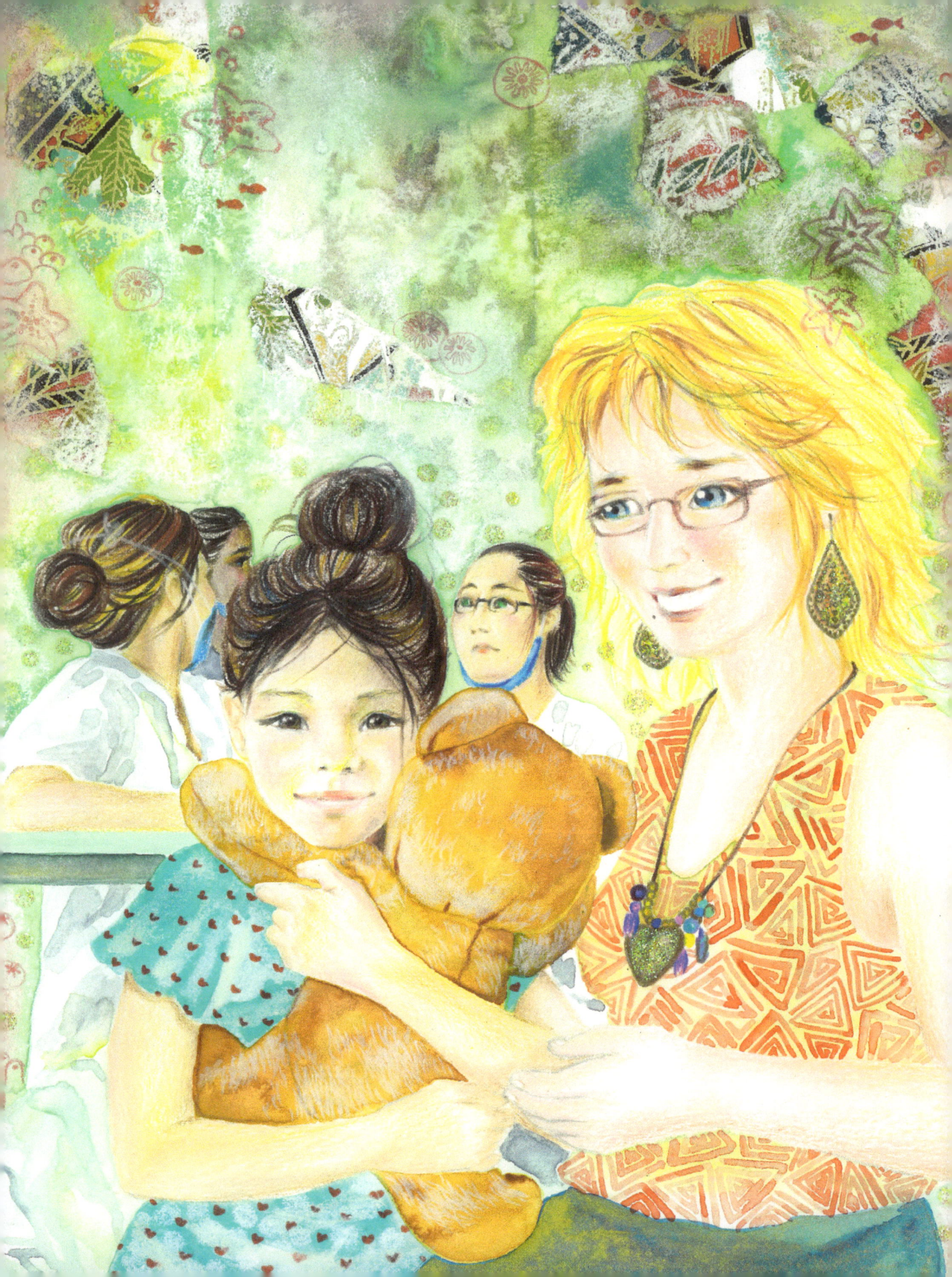

RONDA 5

Ceja: Puedo llevar mi sonrisa y risas conmigo a la escuela.

Lado del Ojo: Puedo llevar mi sonrisa y risas al supermercado o al parque.

Debajo del Ojo: Incluso puedo llevar mi sonrisa y risas al hospital.

Debajo la Nariz: Me sentiría mucho mejor si tuviera mi sonrisa conmigo.

Bajo los Labios: Reírme y divertirme, incluso cuando estoy en el hospital, sería fabuloso.

Clavícula: Soy realmente poderosa, porque puedo llevar conmigo la parte feliz de mí.

Bajo el Brazo: Elijo llevar mi sonrisa y risas conmigo.

Coronilla: Esto me hace sentirme mejor.

RONDA 6

Ceja: Comparto mis sonrisas y risas con todo el mundo en el hospital.

Lado del Ojo: Eso hace que todo el mundo se siente mejor.

Debajo del Ojo: Eso me hace feliz.

Debajo la Nariz: Hace felices a los demás niños.

Bajo los Labios: Hace que los demás padres estén felices.

Clavícula: Hace felices a las enfermeras y a los médicos también.

Bajo el Brazo: Me gusta que puedo estar feliz esté donde esté.

Coronilla: Eso me hace sentirme muy poderosa. Puedo estar feliz en cualquier parte, ¡todos los días! ¡¡Yupi!!

¿Verdad que ahora te sientes mucho mejor? Itzani descubrió que podía llevar su parte feliz a todas partes. Ahora sonríe dondequiera que vaya. Tiene un aspecto más feliz. Se siente más feliz. Y su cuerpo también se siente más feliz.

Ella elige ser feliz en su casa, en la escuela e incluso en el hospital. Esto le hace muy poderosa, porque elige ser feliz dondequiera que vaya. Lleva su alegría con ella y eso ayuda a todos los que están a su alrededor a sentirse más felices también.

Cada mañana, encuentra tu parte feliz y divertida, y llévatela contigo dondequiera que vayas. Presta atención a cómo te sientes y qué pasa durante el día cuando te llevas esta parte feliz contigo. ¿Te sientes mejor? ¿Disfrutaste del día? ¿Ocurren cosas bonitas cuando llevas contigo tu parte feliz en lugar de tu parte cascarrabias y triste? Apuesto a que sí.

Disfruta de tu parte feliz. Es especial y asombrosa, tal y como lo eres tú.

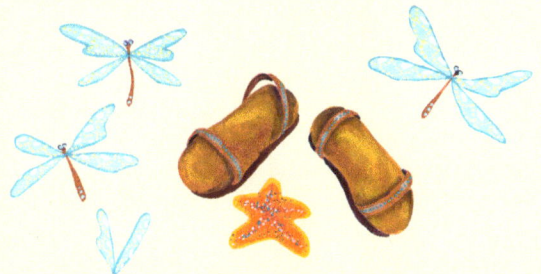

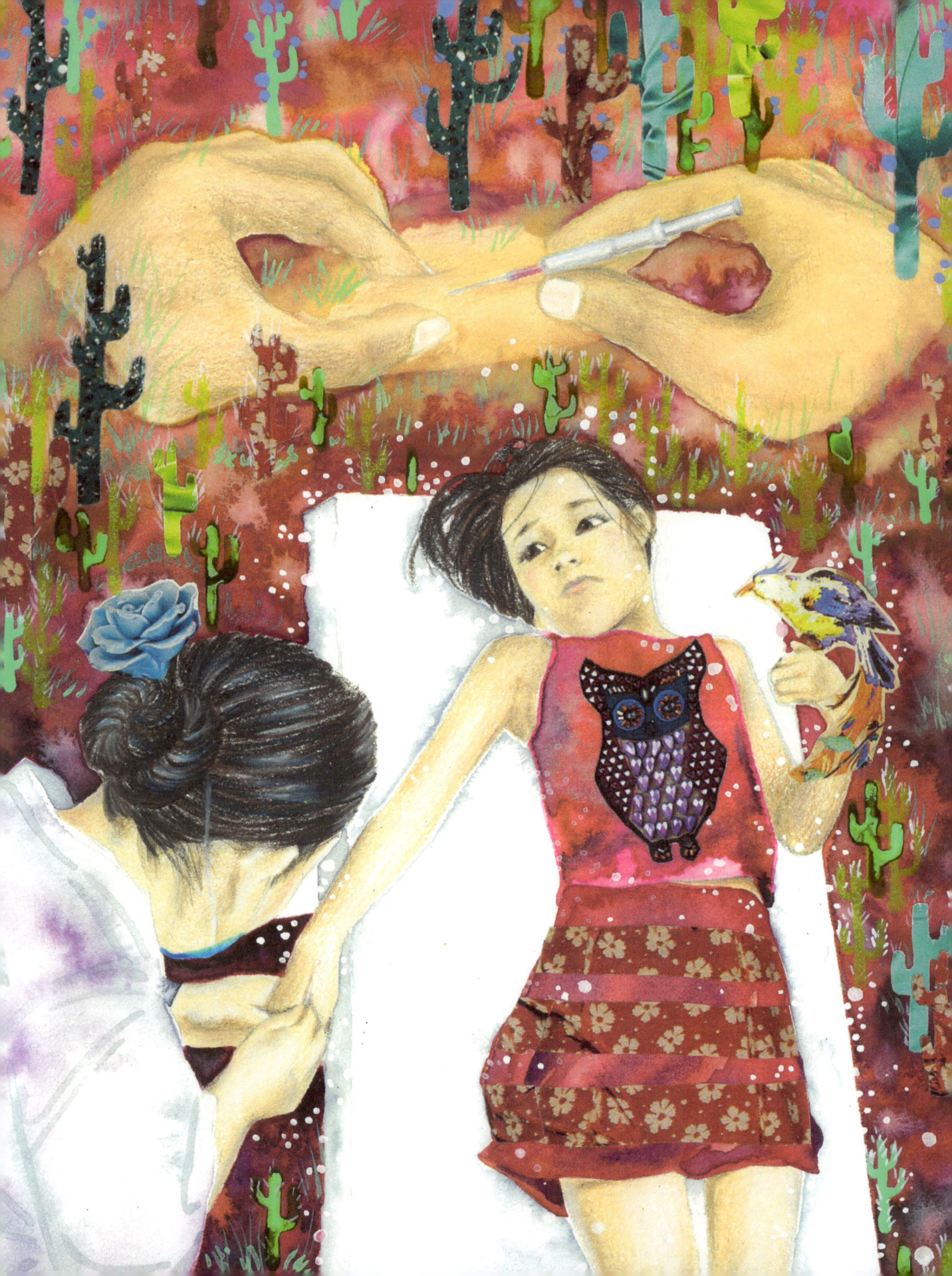

LA AGUJA Y LA ENORME VENA GORDA

Marcelina odiaba las agujas. Solía pelearse con su familia durante días antes de acudir al hospital, porque no quería que la pincharan con una aguja. Debido a que es una niña delgada, generalmente era difícil encontrar sus venas. Eso significaba que la tenían que pinchar con la aguja muchas veces. Lo odiaba. Haría prácticamente cualquier cosa para evitarlo.

¿Y tú? ¿Tienes miedo a que te pinchen con una aguja? Tiene sentido. A nadie le gusta que le pongan una inyección, pero a veces es necesario. ¿Cómo te gustaría sentirte cuando te tienen que poner una inyección? ¿Preferirías estar tranquilo y relajado en lugar de tenso y asustado? ¿Verdad que sería genial si pudieras desechar una parte de ese dolor que sientes cuando te ponen una inyección — o mejor todavía, no tener ningún dolor? ¿Crees que eso es posible?

Intenta esto y observa qué pasa: piensa en algo que odias, que te pone triste o te enfada. Entonces mira al espejo y observa el aspecto que tiene tu cara. Tiene un aspecto triste, enfadado o alegre?

¿Cómo se siente tu cuerpo — pesado o ligero? ¿Te sientes mejor o peor? ¿Tus músculos se sienten tensos o relajados?

Ahora piensa en algo que te hace reír a carcajadas y te emociona, o piensa en alguien a quien amas — quizás tu mamá o papá, tu perro o gato, o una fiesta de cumpleaños o algo que te encanta hacer. Vuelve a mirarte al espejo. ¿Tu cara se ve triste, enojada o alegre? ¿Tu cuerpo se siente pesado o ligero? ¿Te sientes mejor o peor? ¿Tus músculos se sienten tensos o relajados?

¡Apuesto a que notas la diferencia! Cuando pensaste en algo que odias, o cuando estabas enojado o triste, apuesto a que te sentías peor. Pero, cuando pensaste en risas, estar emocionado, o pensaste en alguien a quien amas, te sientes mejor. Esto significa que tienes tanto poder que puedes hacer que tu cuerpo se sienta mejor!

Incluso cuando te ponen una inyección, puedes ayudar a tu cuerpo a relajarse. Si tu cuerpo está relajado, entonces todo irá mejor.

Un día ayudé a Marcelina a hacer Tapping para que no fuese tan doloroso mientras la enfermera le ponía una vía. El cuerpo de Marcelina estaba tenso y su cara estaba toda estrujada como si estuviese esperando dolor.

Hice Tapping con Marcelina para relajarse y que saliese una enorme vena gorda a la superficie que sería fácil para la enfermera insertar la aguja del gotero. Marcelina se relajó, sonrió y se rio al ver que apareció una vena muy grande. La enfermera acertó con la aguja a la primera, así que a Marcelina solo la pincharon una vez ese día. Fue fácil. Eso la puso muy alegre.

Después, Marcelina me contó que tenía miedo cuando subía a la camilla, igual que siempre le pasaba, pero en cuanto hicimos Tapping, se olvidó del miedo. Su miedo desapareció. Su cuerpo se relajó. Sintió cómo su vena se hacía más y más grande y eso hizo que entrara la aguja más fácilmente. Estaba muy contenta.

La madre de Marcelina también estaba muy contenta de ver a su hija tan tranquila mientras le ponían la vía. La última vez que se lo pusieron, tuvieron que pincharla tres veces antes de encontrar una buena vena. No quiere ver a su hija con dolor, así que estaba muy agradecida al ver que el Tapping mejoró la situación de Marcelina. El Tapping también la hizo a ella sentirse mejor, así que todo el mundo estaba contento.

Recuerda que Marcelina no creía que fuera posible que la pincharan sin dolor hasta que lo sintió personalmente. Ahora Marcelina quiere compartir con todos los niños que tienen que ser inyectados que el Tapping ayuda a la mente y al espíritu a relajarse y sentirse mejor. Entonces todo es más fácil. Haz Tapping con nosotros aquí y observa qué pasa.

RONDA 1

Haz Tapping en el Punto Karate y repite:

Soy una buena niña aunque no quiero que me pongan una inyección.

Soy una niña fabulosa aunque no me gustan las agujas.

Soy una chica asombrosa aunque no me gustan las inyecciones.

Ceja: No quiero ir al hospital.

Lado del Ojo: Cada vez que voy me pinchan.

Debajo del Ojo: No quiero subirme a esa camilla.

Debajo la Nariz: Sé que se acerca algo que duele viene.

Bajo los Labios: No quiero una inyección. Duele mucho.

Clavícula: No permitiré que me lo hagan.

Bajo el Brazo: Me asusta. Lo odio.

Coronilla: Me duele. No me gusta.

RONDA 2

Ceja: Los días anteriores a recibir una inyección ya estoy asustada.

Lado del Ojo: Me peleo con mi mamá y papá porque no quiero ir.

Debajo del Ojo: Les digo que no quiero ir pero me obligan.

Debajo la Nariz: Saben que me duele y aun así me obligan a ir.

Bajo los Labios: Eso me hace sentir enfadada también.

Clavícula: No quiero ir. No quiero que me pongan una inyección.

Bajo el Brazo: Quieren que me ponga bien, así que me obligan a ir.

Coronilla: Yo también quiero ponerme bien, así que aunque duela, iré.

RONDA 3

Ceja: Me duele cuando me pinchan con una aguja.

Lado del Ojo: No quiero que me pinchen.

Debajo del Ojo: Pero sí quiero ponerme bien.

Debajo la Nariz: Sé que la enfermera no quiere hacerme daño.

Bajo los Labios: La enfermera quiere que me ponga bien también.

Clavícula: La enfermera quiere acertar la vena al primer intento también.

Bajo el Brazo: La enfermera solo quiere pincharme una vez.

Coronilla: Las dos queremos que esto sea fácil.

RONDA 4

Ceja: Soy una niña poderosa, así que puedo hacerlo mejor.

Lado del Ojo: Soy fuerte así que elijo hacer Tapping para sentirme mejor.

Debajo del Ojo: Hacer Tapping me hace sentir bien.

Debajo la Nariz: Me relajo cuando hago Tapping.

Bajo los Labios: Elijo relajarme para que la aguja no me haga daño.

Clavícula: Me gusta cuando la aguja no me duele.

Bajo el Brazo: Sé que cuando relajo mi cuerpo así, no duele nada.

Coronilla: Hago Tapping para relajarme para que no duela. ¡Esto es genial!

RONDA 5

Ceja: Si relajo mi cuerpo será más fácil.

Lado del Ojo: Una manera de relajarme es respirar profundamente.

Debajo del Ojo: A medida que respiro profundamente, mi cuerpo se relaja.

Debajo la Nariz: Tomo una respiración muy profunda ahora. ¡Ahhh!

Bajo los Labios: ¡El Tapping hace que mi cuerpo se relaje aún más.

Clavícula: Cuando mi cuerpo se relaja, mis músculos se relajan.

Bajo el Brazo: Cuando mis músculos se relajan, es fácil insertar la aguja.

Coronilla: Entonces no duele. Eso me gusta.

RONDA 6

Ceja: Sé que si tengo miedo, mi cuerpo se pone tenso y nervioso.

Lado del Ojo: Me siento mejor sabiendo que puedo respirar profundamente y eso me ayuda a relajarme.

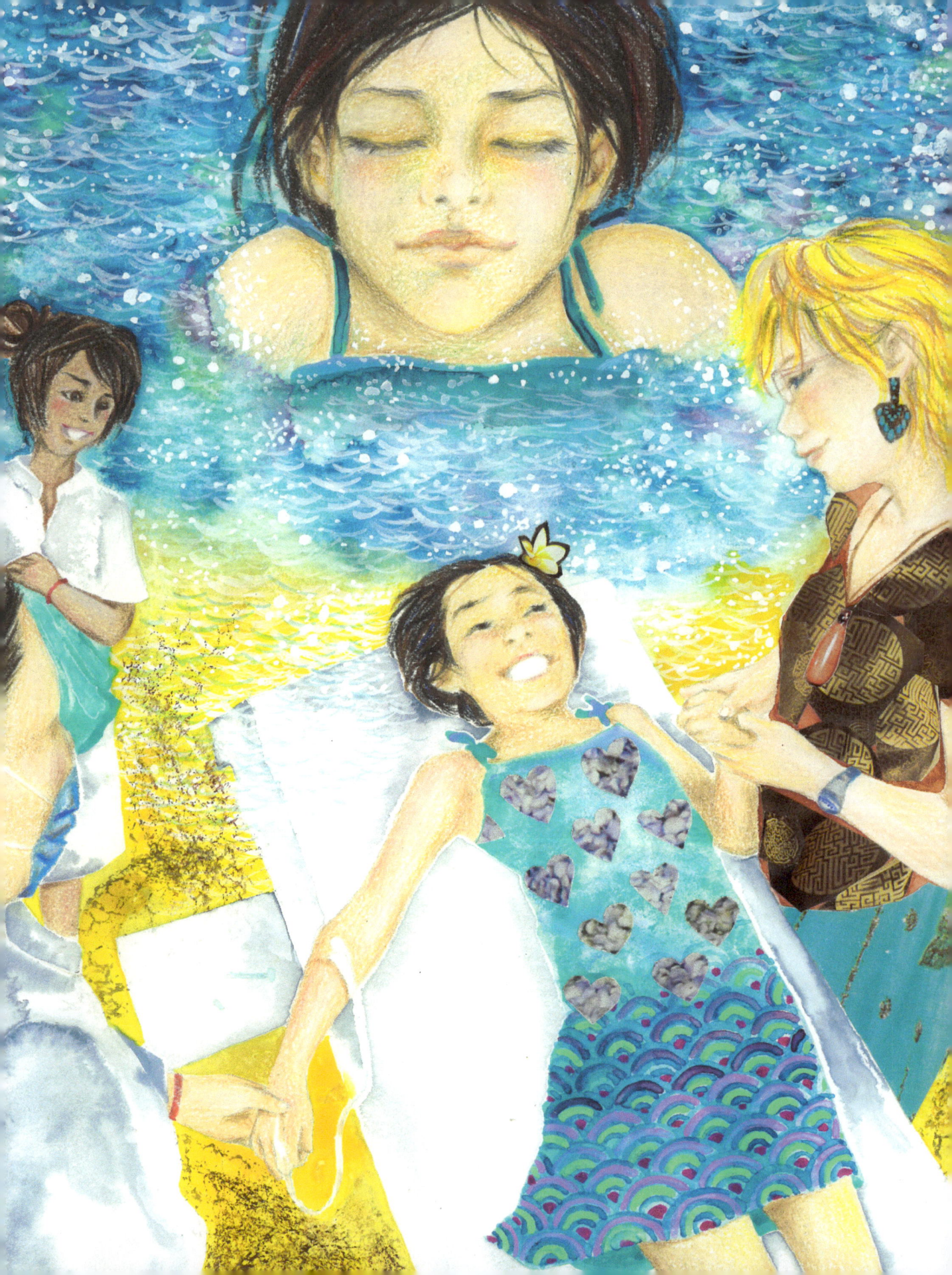

Debajo del Ojo: Elijo estar tranquila.

Debajo la Nariz: Elijo relajarme y saber que cuando estoy relajada, todo va mejor y más rápido.

Bajo los Labios: Quiero acordarme de respirar profundamente y hacer Tapping para que no me duela cuando me pinchen con la aguja.

Clavícula: Soy tan poderosa. Puedo respirar, hacer Tapping y hablar con mi cuerpo también.

Bajo el Brazo: Mi cuerpo me escucha. Escucha lo que le digo.

Coronilla: Voy a cooperar y hablar con mis venas.

RONDA 7

Ceja: Les digo a mis venas que no quiero venas delgadas y escondidas.

Lado del Ojo: Quiero una vena que sea voluntaria y sobresalga.

Debajo del Ojo: Quiero una vena que diga "¡Yo! ¡Yo! ¡Yo lo haré!

Debajo la Nariz: Entonces esa vena sale a la superficie.

Bajo los Labios: Esa enorme vena gorda es fácil de ver y fácil de pinchar.

Clavícula: La enfermera acierta la enorme vena gorda al primer intento.

Bajo el Brazo: La aguja entra tan fácil que apenas la siento.

Coronilla: Eso me gusta. Es fácil. Quiero que sea así cada vez.

RONDA 8

Ceja: Estoy tranquila, relajada y tengo una enorme vena gorda.

Lado del Ojo: Sé qué tengo que hacer para que sea mejor. Eso me hace muy poderosa.

Debajo del Ojo: Me acuerdo de respirar, hacer Tapping y relajarme y antes de darme cuenta, ya pasó todo.

Debajo la Nariz: Le digo a mi cuerpo que envíe una vena gorda a la superficie.

Bajo los Labios: Mi vena escucha y sale de repente. Esa vena gorda es fácil de ver.

Clavícula: Dice, "¡Yo!, ¡Yo! Estoy lista para ayudarte." La enfermera la acierta a la primera.

Bajo el Brazo: La aguja entra rápidamente y ya estoy lista. ¡Guay!

Coronilla: ¡Guau! Eso fue fácil y rápido. Puedo darle las gracias a mi vena por ofrecerse como voluntaria.

ACUÉRDATE QUE ERES PODEROSO — Puedes ayudar a tu cuerpo a relajarse y sentirse mejor. Puedes elegir estar tranquilo. Y ahora ya sabes qué hacer, así que cada tratamiento que te den irá mejor. Acuérdate de respirar y hacer Tapping cada vez que tengan que pincharte con una aguja para que una vena gorda pueda aparecer y hacer que sea fácil y rápido.

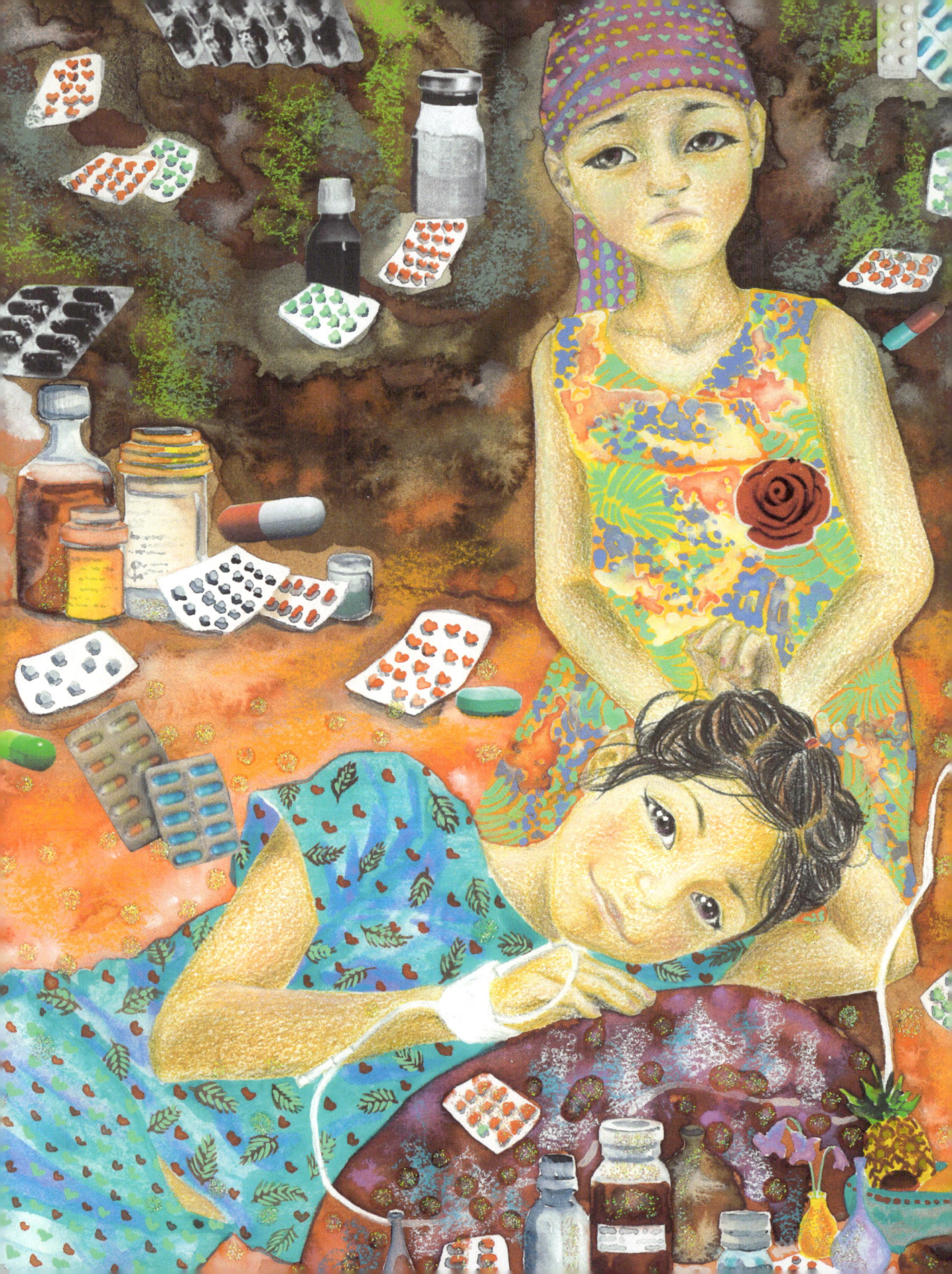

LA MEDICINA MALA ME HACE DAÑO: UTILIZANDO EFT PARA LIBERAR EL TRAUMA DE UN TRATAMIENTO DIFÍCIL

Apuesto a que a veces no te gustan los tratamientos que te dan porque te hacen sentirte mal. Entonces te asustas o te enfadas cuando tienes que acudir al hospital para un tratamiento que duele o te hace vomitar. Cualquiera lo puede comprender. Pero aunque sea comprensible, eso no te ayuda a ponerte bien.

Si les tienes miedo a tus tratamientos, o incluso los odias u odias a los médicos, cuando te los tienen que dar de todas formas, te sientes REALMENTE mal ¿verdad?

Muchas veces son nuestros pensamientos que nos causan el malestar. Si tienes pensamientos enojados, o tristes, o gruñones, entonces tu cuerpo también se siente mal. Eso no te ayuda a ponerte bien. ¿Te acuerdas de la historia que contaba cómo cambiar las células tristes en células alegres? (Si no, vuelve atrás y repásala — está en la página 33.)

Cuando te tienen que dar quimioterapia, ponerte inyecciones u otros tratamientos que no son divertidos, podrías odiar esos tratamientos. El odio es una emoción fuerte que puede afectar tu cuerpo de una manera negativa. Odiar tus medicamentos o creer que te harán daño puede hacer que te sientas peor.

Déjame que te cuente lo que le pasó a Liliana, quien tuvo un dolor horrible durante cuatro días. Se escondía debajo de las sábanas y se quejaba de lo mal que se sentía.

Tenía un fuerte dolor de muelas y mucho dolor en su mandíbula. Los médicos hicieron todas las pruebas que podían para intentar averiguar por qué tenía tanto dolor, pero no podían encontrar ni una sola razón. Liliana me dejó hacer Tapping con ella para ver si la ayudaría a sentirse un poco mejor.

Le pregunté qué sentía. Liliana dijo que estaba enfadada con el médico porque le daba medicamentos que la hacían sentirse realmente mal. Ella creía que los medicamentos la estaba haciendo daño. Eso era un problema muy grande.

Liliana no entendía que a veces los medicamentos tienen que ser fuertes para llegar hasta las partes donde su cuerpo estaba enfermo. Tampoco entendía que sus intensos pensamientos de enojo hacían que este fuese peor de lo normal.

Esto es lo que dijimos al hacer Tapping. ¿Por qué no nos acompañas para ver cómo hicimos el dolor más y más pequeño hasta que finalmente desapareció?

RONDA 1

Haz Tapping en el Punto Karate y repite:

Aunque el dolor es tan GRANDE, soy una niña genial.

Aunque duele tanto, soy una niña maravillosa.

Aunque odio este dolor y quiero que se vaya pero no se va, soy una chica genial.

Ceja: Estoy enfadada con mi médico.

Lado del Ojo: Mi médico me da medicamentos que hacen que me sienta muy, muy mal.

Debajo del Ojo: El médico me está haciendo daño con esos horribles medicamentos.

Debajo la Nariz: Los odio. No quiero tomar esos medicamentos.

Bajo los Labios: Los odio. Hacen que me sienta tan mal.

Clavícula: Los odio. No los quiero tomar.

Bajo el Brazo: Me peleo con todo el mundo para no tener que tomar los medicamentos malos.

Coronilla: Me siento mal porque me obligan a tomarlos de todas maneras.

RONDA 2

Ceja: Esos medicamentos horrible hace que me sienta mal.

Lado del Ojo: Me dan náuseas.

Debajo del Ojo: Vomito. Odio vomitar.

Debajo la Nariz: No quiero tomar esos medicamentos.

Bajo los Labios: Hacen que me sienta mal.

Clavícula: Se supone que me ayudan pero me siento peor.

Bajo el Brazo: Me siento mal. Tengo ganas de vomitar.

Coronilla: Me hacen daño.

RONDA 3

Ceja: Pero el médico hace lo que ha aprendido a hacer — darme medicamentos.

Lado del Ojo: El médico no quiere que me sienta mal. Quiere que me ponga bien.

Debajo del Ojo: Me da los medicamentos que considera que son las mejores para mí.

Debajo la Nariz: El médico me da las medicinas que cree mejor según su capacitación.

Bajo los Labios: El médico pasó muchos años aprendiendo qué hacer para sanarme y él/ella me da las medicaciones que conoce.

Clavícula: Sé que estoy enfadada porque los medicamentos hacen que me sienta mal, pero el médico no quiere hacerme daño.

Bajo el Brazo: Mi médico quiere que me ponga bien así que me da los medicamentos que está entrenado para dar.

Coronilla: En lugar de estar enfadada con mi médico, puedo hacer Tapping para sentirme mejor.

RONDA 4

Ceja: Ya no estoy enfadada con mi médico pero sigo creyendo que los medicamentos me hacen daño.

Lado del Ojo: Siento que los medicamentos me dañan.

Debajo del Ojo: Esos medicamentos son realmente malos.

Debajo la Nariz: Esos medicamentos me hacen sentir mareada y enferma y entonces vomito.

Bajo los Labios: Estoy tan enfadada con esos medicamentos por hacer que me sienta tan mal.

Clavícula: Cuanto más enfadada estoy, peor me siento.

Bajo el Brazo: Duele estar tan enfadada con los medicamentos.

Coronilla: Siento dolor porque estoy tan enfadada con los medicamentos malos.

RONDA 5

Ceja: Quiero sentirme mejor, y no estar enfadada con mis medicamentos.

Lado del Ojo: Los medicamentos no quieren hacerme daño.

Debajo del Ojo: Solo hacen su trabajo — igual que el médico.

Debajo la Nariz: Mis medicamentos no quieren ser malos.

Bajo los Labios: Quieren ser buenos.

Clavícula: Quieren ayudarme a ponerme bien.

Bajo el Brazo: Me gustaría que me ayudaran.

Coronilla: No quiero que me hagan sentirme mal.

RONDA 6

Ceja: Quiero que los medicamentos traten bien.

Lado del Ojo: Quiero que me ayuden a ponerme bien.

Debajo del Ojo: No quiero que me den náuseas.

Debajo la Nariz: Quiero que mis medicamentos sean medicamentos buenos.

Bajo los Labios: Quiero que hagan su trabajo sin dañarme.

Clavícula: ¿Qué pasaría si no odiase mis medicamentos?

Bajo el Brazo: Quizás me encontraría mejor. Yo puedo hacer algo para hacerlo mejor también.

Coronilla: Elijo dejar de odiar mis medicamentos y permitir que me ayuden.

RONDA 7

Ceja: En lugar de odiarlos, podría enviar bendiciones a mis medicamentos.

Lado del Ojo: Les bendigo por hacer bien su trabajo.

Debajo del Ojo: Los rodeo de amor y una luz especial también. Envuelvo a los mediciamientos con amor y una luz especial (¿Qué color eliges tú?)

Debajo la Nariz: Puedo convertir a mis medicamentos en una poción mágica sanadora.

Bajo los Labios: Una poción mágica que sana mi cuerpo.

Clavícula: Una mágica poción sanadora que se deshace de las partes enfermas.

Bajo el Brazo: Me gusta tener una mágica poción sanadora que me ayuda a mejorar. Cualquier cosa es posible cuando se dispone de una mágica poción sanadora.

Coronilla: Convierto a mis medicamentos en una mágica poción sanadora y los rodeo con una preciosa luz de color. (Imagina el color que tu quieras.)

RONDA 8

Ceja: Le pido a mi cuerpo que permita a los medicamentos hacer su trabajo como si fueran una mágica poción sanadora.

Lado del Ojo: Mi cuerpo sabe cómo permitir que eso ocurra y seguir haciendo que me sienta bien.

Debajo del Ojo: Mi cuerpo y mi mágica poción sanadora trabajan juntos para que yo me sienta mejor.

Debajo la Nariz: Me gusta que mi cuerpo y mis medicamentos estén en el mismo equipo.

Bajo los Labios: Trabajan juntos para que yo me sienta mejor. Eso hace que me sienta bien.

Clavícula: Trabajar juntos me hace sentir mucho mejor que odiar mis medicamentos.

Bajo el Brazo: Ya me siento mejor ahora que ya no odio mis medicamentos. Sé que son mi mágica poción sanadora y están ayudando a que me ponga bien.

Coronilla: Soy una buena niña y quiero sentirme bien.

RONDA 9

Ceja: Les doy las gracias a mis medicamentos porque su trabajo es ayudarme a ponerme bien.

Lado del Ojo: Imagino a mis medicamentos rodeados por una preciosa luz coloreada y amor que protege los medicamentos y me protegen a mí de sus efectos desagradables.

Debajo del Ojo: Mis medicamentos no tienen que atacarme y hacerme daño.

Debajo la Nariz: Mis medicamentos pueden hacer lo que deben — deshacerse de mi enfermedad — pero dejar el resto de mí sin daño.

Bajo los Labios: La luz coloreada rodea mis medicamentos y me protegen de sus efectos desagradables.

Clavícula: Soy realmente poderosa. Puedo decirles a mis medicamentos que se comporten bien.

Bajo el Brazo: Les ordeno que sean una mágica poción sanadora.

Coronilla: Les digo a mis medicamentos que se comporten y me traten bien. Les digo a mis medicamentos que me cuiden y no me hagan daño porque ahora son mi mágica poción sanadora.

RONDA 10

Ceja: Rodeo a mis medicamentos con la luz coloreada para que no puedan hacerme daño.

Lado del Ojo: Tengo medicamentos que son una mágica poción sanadora.

Debajo del Ojo: Son medicamentos buenos y no medicamentos malos.

Debajo la Nariz: Mis medicamentos son una mágica poción sanadora que me ayuda a ponerme bien.

Bajo los Labios: Me hace sentir muy poderosa poder decirles a mis medicamentos cómo deben comportarse.

Clavícula: Les digo a mis medicamentos que me ayuden a ponerme bien y le digo a mi cuerpo que sane.

Bajo el Brazo: Esto hace que me sienta poderosa y lista para ponerme bien.

Coronilla: Me gusta que pueda hablarle a mi cuerpo y a mis medicamentos. Hace que me sienta poderosa.

RONDA 11

Ceja: Tengo el poder para elegir sentirme bien.

Lado del Ojo: Hablo con mi cuerpo. Hablo con todo mi ser. Le digo a mi cuerpo que esté tranquilo.

Debajo del Ojo: Hablo con mis medicamentos. Les digo que sean gentiles conmigo.

Debajo la Nariz: Les digo a mi cuerpo y a los medicamentos que trabajen juntos para que yo me sienta mejor.

Bajo los Labios: Elijo saber que mi mágica poción sanadora me ayuda a sentirme mejor.

Clavícula: Elijo tener medicamentos buenos, no medicamentos malos, porque quiero ponerme bien.

Bajo el Brazo: Hago Tapping para sentirme mejor. Elijo ponerme bien.

Coronilla: Eso hace que me sienta muy poderosa. Y me ayuda a ponerme bien, también. ¡Yupi!

LA MUELA DOLOROSA DE LILIANA QUE DEJÓ DE DOLER

Liliana odiaba sus medicamentos tanto que su muela dolía. Los médicos no podían encontrar qué estaba causando que su muela doliese tanto. Pero cuando liberamos las sensaciones que los medicamentos la estaban haciendo daño, u cuántos los odiaba, con el Tapping entonces se relajó y su dolor se disipó.

Presta atención a lo que piensas sobre tus medicamentos. Podría marcar una diferencia en cómo reacciona tu cuerpo a ellos. Envía a tus medicamentos amor y bendiciones. Pide a tus medicamentos que te ayuden, en lugar de dañarte. Podrías encontrar que te sientes mejor y mejor.

Acuérdate de no culparte si te sientes mal o si tienes pensamientos malos. Es parte de ser humano. Lo importante es saber que, según lo que piensas y sientes, puedes hacer sentirte mejor o peor. La mejor parte es que puedes elegir cómo pensar y sentir. El Tapping te ayuda a sentirte bien y tener pensamientos alegres, en lugar de sentirte mal, enojado y triste. ¿Tu qué prefieres?

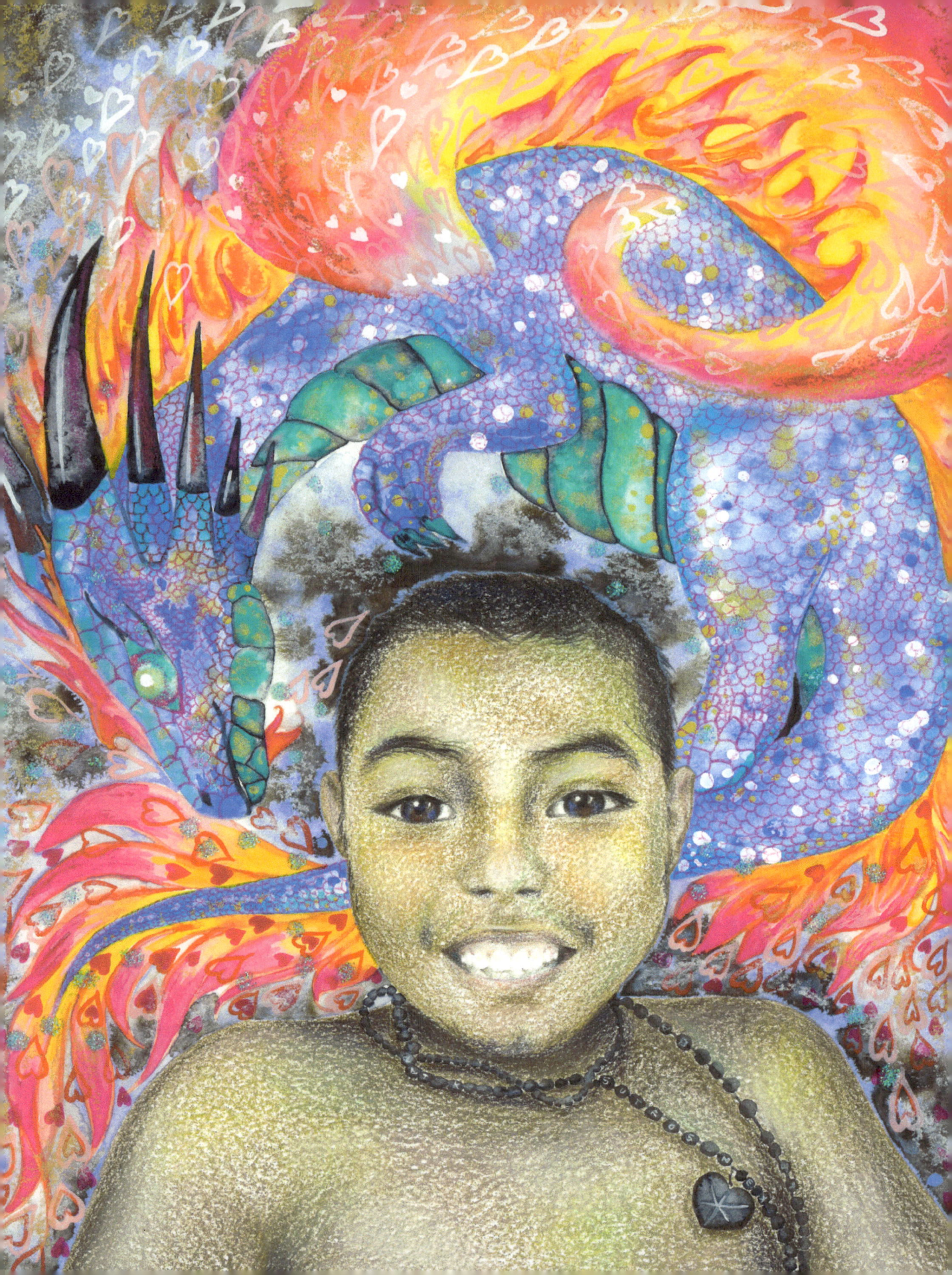

DIEGO Y EL DRAGÓN CON LLAMAS DE AMOR

Diego estaba realmente emocionado porque estaba finalizando dos años de tratamiento para el cáncer. Tenía grandes planes de ser un pintor estilo grafiti, pero empezó a sentirse mal — tenía fiebre y se veía realmente cansado.

Cuando Diego acudió a lo que tenía que haber sido su última cita con su médico, éste le dijo que había sufrido una recaída y tendría que comenzar sus tratamientos de nuevo. No podía imaginarse pasar por otros dos años de tratamientos.

A Diego no le hizo ninguna gracia. De hecho, estaba muy triste y no quería hacer nada. Después de dos años de tratamientos, pensaba que ya había terminado con los hospitales pero resultaba no ser así. La noticia le hizo sentirse deprimido. Además de todo ello, también tenía fiebre.

¿Tú qué harías si te dijeran que tienes una recaída? ¿Cómo te sentirías? ¿Te rendirías? ¿O harías lo que hizo Diego — convertirte en poderoso y elegir ponerte bien de nuevo? Sigue leyendo para ver cómo lo consiguió.

El Osito Tappy y yo venimos a visitar a Diego. A Diego le encantaba hacer Tapping conmigo porque siempre le hacía sentirse mejor, más relajado y positivo. También le ayudé a comprender cómo sus pensamientos y emociones afectan a su cuerpo. Eso le ayudó a tomar mejores decisiones y le permitió elegir ser alegre y hacer lo que hiciese falta para ponerse bien. Diego me explicaba cómo se sentía su cuerpo cuando hacía tapping y esto nos ayudó a encontrar las frases que mejor funcionaban para él.

Le pregunté a Diego qué animal le hacía sentirse fuerte. Dijo que un dragón. Entonces el dragón se convirtió en su animal de poder. ¿Sabes lo que es un animal de poder? ¿No? Pues bien, un animal de poder es cualquier animal que te hace sentirte fuerte o más poderoso cuando piensas en él. El de Diego es el dragón. El tuyo puede ser cualquier animal - quizás un tigre, un perro, oso, caballo, escorpión, gato, ¡o incluso un conejito!

Haz Tapping con el siguiente guión para ver cómo Diego utilizó su animal de poder para sentirse mejor. Puedes utilizar las palabras de Diego y el poder de su animal de poder o puedes utilizar tu propio animal de poder. Simplemente di el nombre de tu animal de poder cada vez que la historia diga 'dragón' y en lugar de 'llamas de amor', inserta lo que tu animal de poder hace para sentirse fuerte — por ejemplo, rugir, ladrar, plantarse erguido, correr como el viento, ¡o cualquier otra cosa!

RONDA 1

Haz Tapping en el Punto Karate y repite:

Aunque ya no quiero estar enfermo, soy un buen chico y fantástico.

Aunque el médico me ha dicho que debo tener más tratamientos, soy un buen chico.

Aunque ya no quiero más tratamientos y quiero terminar mi relación con los hospitales, soy un niño maravilloso.

Ceja: Ya no quiero sentirme mal.

Lado del Ojo: No quiero estar enfermo.

Debajo del Ojo: Tengo una fiebre horrible.

Debajo la Nariz: No quiero tomar más medicamentos. ¡Puaj!

Bajo los Labios: Quiero jugar y divertirme.

Clavícula: Quiero pasar tiempo con mis amigos.

Bajo el Brazo: Me siento tan triste.

Coronilla: ¡Esto no es divertido!

Aquí es donde eliges tu propio animal de poder. Le pedí a Diego que mantuviera a su "animal de poder" — el dragón — en su mente mientras continuaban con el Tapping. Manten tu animal de poder en tu mente mientras haces el tapping.

RONDA 2

Ceja: Tengo un dragón. ¡Es realmente poderoso!

Lado del Ojo: Tengo un dragón poderoso para ayudarme a sentir mejor.

Debajo del Ojo: Tengo un dragón amistoso y amable.

Debajo la Nariz: Quiere que me ponga bien y es muy fuerte.

Bajo los Labios: Cuando pienso en él me siento más fuerte.

Clavícula: Es tan poderoso que exhala fuego.

Bajo el Brazo: Ese fuego es especial.

Coronilla: Está hecho de amor.

RONDA 3

Ceja: ¡El dragón tiene llamas de amor!

Lado del Ojo: Esas llamas de amor son tan hermosas.

Debajo del Ojo: Las llamas de amor son muy fuertes y poderosas.

Debajo la Nariz: Ahora siento lo poderosas que son; lo poderoso que es el amor.

Bajo los Labios: Las llamas de amor hacen que mi cuerpo se sienta fuerte y poderoso.

Clavícula: El amor es la fuerza más poderosa que existe.

Bajo el Brazo: El amor ayuda a mi cuerpo a sentirse mejor.

Coronilla: Las llamas de amor hacen que me sienta feliz y lleno de poder.

RONDA 4

Ceja: Me gusta ser fuerte y quiero que mi cuerpo se sienta mejor.

Lado del Ojo: Puedo pedir que mi dragón venga con sus llamas de amor para ayudarme cuando yo quiera.

Debajo del Ojo: Salen llamas de amor de mi dragón.

Debajo la Nariz: Este dragón es parte de mi poder.

Bajo los Labios: Las llamas de amor se deshacen de todo lo que no es bueno para mí.

Clavícula: Las llamas de amor se deshacen de todo lo malo.

Bajo el Brazo: Las llamas de amor sanan las partes en mí que están dañadas.

Coronilla: Las llamas de amor me abrigan, me abrazan y me aman.

RONDA 5

Ceja: Me siento tan bien cuando las llamas de amor me protegen de todo lo que me hace daño.

Lado del Ojo: Las llamas de amor de mi dragón son mis amigas.

Debajo del Ojo: Mi cuerpo lo sabe y hace que me se sienta mejor.

Debajo la Nariz: Mi cuerpo está envuelto en llamas de amor. Eso me encanta. Me encanta mi dragón con llamas de amor.

Bajo los Labios: Las llamas de amor transforman las partes en mí que no están sanas.

Clavícula: Las llamas de amor cambian lo malo a bueno.

Bajo el Brazo: Las llamas de amor sacan toda la enfermedad de mis células y las sana.

Coronilla: Las llamas de amor envuelven mi tristeza y las partes que están enfermas en mí se sientan tan amadas, tan abrazadas y tan hermosas que se sanan.

RONDA 6

Ceja: El amor es realmente sanador. El amor me ayuda a ponerme bien.

Lado del Ojo: Me encanta que las llamas de amor crezcan en mi interior.

Debajo del Ojo: Crecen dentro de las partes en mí que están enfermas.

Debajo la Nariz: El amor hace que me sienta bien. Me siento abrazado, arropado y amado.

Bajo los Labios: Eso sana mi corazón y también permite que mi cuerpo se ponga bien.

Clavícula: El amor es muy poderoso, tal como lo es mi dragón con llamas de amor.

Bajo el Brazo: Cuando amo, yo también soy poderoso. Mi cuerpo se siente poderoso.

Coronilla: El amor hace que mi cuerpo sea poderoso y así puedo ponerme bien.

La llamas de amor que surgían del dragón hacían que Diego se sintiese amado y protegido. Las llamas de amor hacían que su cuerpo se sintiese fuerte. Su fiebre desapareció. Decidió que quería volver a ponerse bien. Tenía el poder de elegir ser feliz y disfrutar cada día. Diego utilizó EFT todos los días, junto a su dragón con llamas de amor para ayudarle a ponerse cada vez mejor. ¡Tú también puedes!

Cuando te sientas mal o recibas malas noticias, tú también puedes hacer Tapping con tu animal de poder para sentirte mejor. Imagina ahora mismo cómo el animal que te hace sentirte fuerte y poderoso, te está ayudando y haciéndote más fuerte. Haz Tapping con tu animal de poder todos los días. Puedes pedirlo que siempre esté contigo para ayudarte. Juntos serán muy fuertes, — ¡Son un gran equipo!

Esta historia sobre el animal de poder de Diego, el dragón, dio pie al título de este libro. Gracias, Diego.

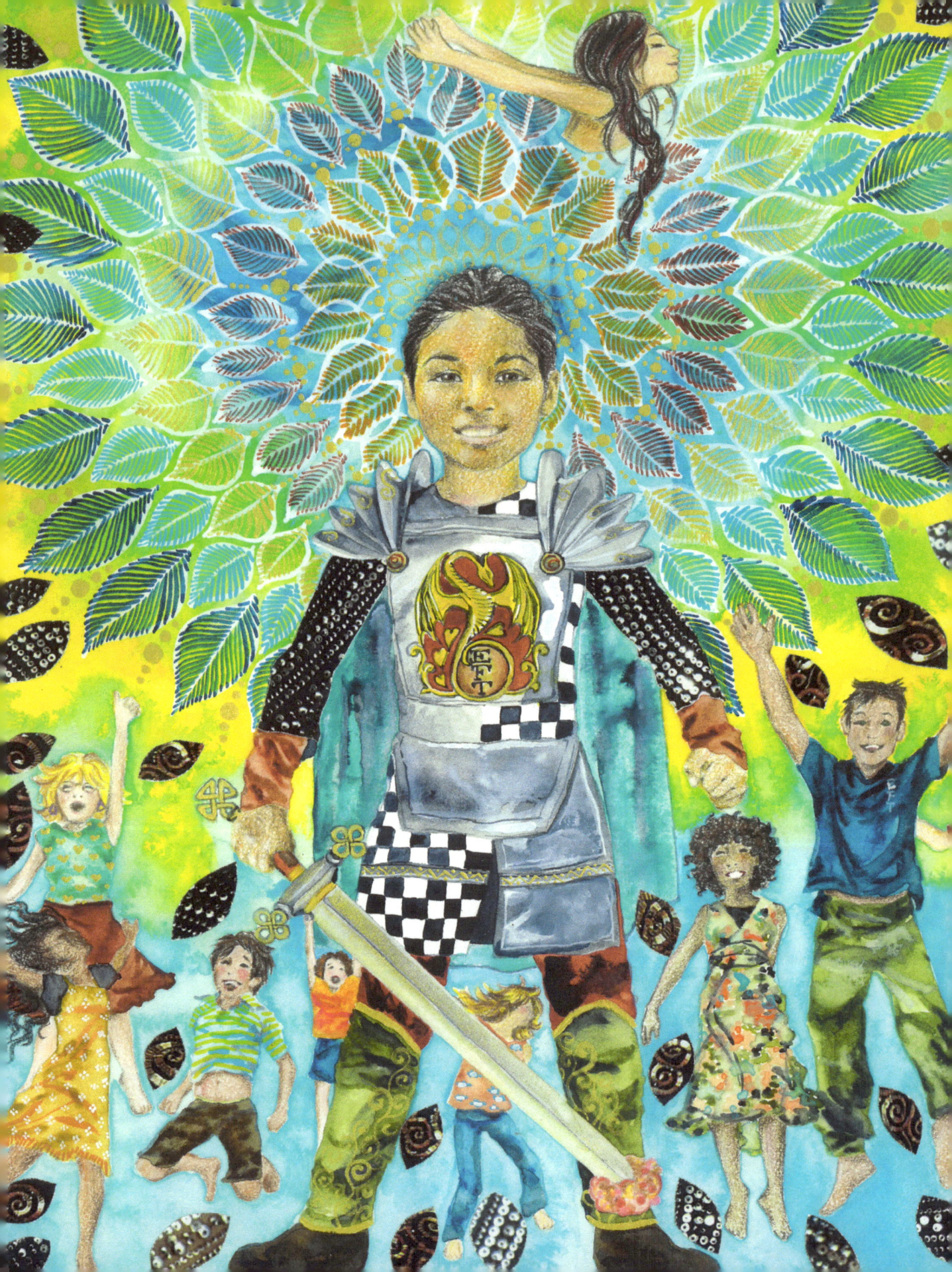

RODOLFO, UN CAMPEÓN DE EFT

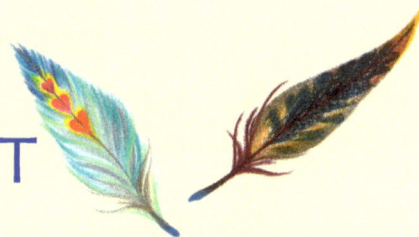

Rodolfo, un chico de 11 años, es un campeón de EFT. No comenzó siendo un campeón. De hecho, era muy crítico. (Una persona crítica siempre encuentra algo mal o algún fallo.)

Rodolfo incluso admitió que era muy crítico de sí mismo. Se enfadaba constantemente consigo mismo por no hacer las cosas de manera perfecta. Incluso se criticaba por no sanar lo suficientemente rápido. Siempre encontró algo en él o en su familia que no era lo bastante bueno. Es realmente difícil ser perfecto todo el tiempo.

Ya que no le gustaba ser tan crítico consigo mismo, Rodolfo y yo buscamos maneras en que él podía ser más compasivo consigo mismo. También examinamos cómo las emociones pueden afectar partes del cuerpo directamente.

Si habitualmente eres feliz y alegre, estas emociones afectarán tu cuerpo de una buena manera, haciendo que se sienta mejor. Si a menudo estás enfadado y gruñón, entonces esto hará que tu cuerpo también lo esté.

Distintas partes del cuerpo, tales como el corazón, los riñones, el hígado, los brazos, las piernas y la espalda, desempeñas una función distinta en el cuerpo. Es interesante saber cómo algunas emociones o sentimientos conectan con más fuerza a ciertas partes del cuerpo.

Si te sientes 'despreciado' o criticado por otros, o si eres muy crítico de ti mismo, entonces esas emociones tienden a tener un efecto más potente sobre los riñones, tal como le pasaba a Rodolfo. Era súper-crítico de sí mismo todo el tiempo y la parte de su cuerpo que no estaba sano era su riñón derecho. Tenía un tumor en él. Era muy doloroso — al igual que era doloroso también siempre ser muy crítico consigo mismo.

Presta atención y notarás si eres crítico o cruel contigo mismo. Reflexiona sobre estas preguntas:

♥ ¿Eres crítico contigo mismo?

♥ ¿En qué aspectos eres más crítico? ¿En la escuela, en casa o algún otro aspecto?

♥ ¿Por qué? ¿Es por tu aspecto, o por cómo haces las cosas?

Haz Tapping con nosotros para cambiar de ser crítico a ser amable contigo mismo.

RONDA 1

Haz Tapping en el Punto Karate y repite:

Aunque soy tan crítico conmigo mismo, soy un buen chico.

Aunque soy tan duro conmigo mismo, soy un buen chico.

Aunque me culpo a mí mismo por hacer las cosas mal, soy un chico adorable.

Ceja: Soy tan crítico conmigo mismo.

Lado del Ojo: Siempre me digo lo malo que soy, o lo mal que hago las cosas.

Debajo del Ojo: Me desprecio.

Debajo la Nariz: Soy duro conmigo mismo, igual que mi tumor.

Bajo los Labios: Soy realmente duro conmigo mismo.

Clavícula: Siempre me digo lo malo que soy.

Bajo el Brazo: Me digo que no soy bastante bueno.

Coronilla: Y me lo creo.

RONDA 2

Ceja: Critico a los demás también.

Lado del Ojo: Soy duro con ellos también.

Debajo del Ojo: Les digo que no son bastante buenos.

Debajo la Nariz: Me enfado con ellos.

Bajo los Labios: Entonces mi familia se enfada conmigo.

Clavícula: Mi familia también me critica.

Bajo el Brazo: Son duros conmigo.

Coronilla: Toda esa crítica tan fea. Hace que me sienta mal. Es tan dura.

RONDA 3

Ceja: He tenido tantos pensamientos duros y despreciables.

Lado del Ojo: Tenía pensamientos duros y despreciables todos los días.

Debajo del Ojo: Este duro tumor en mi riñón es igual que mis pensamientos duros.

Debajo la Nariz: Mi cuerpo ha creado un tumor duro para almacenar toda esa crítica.

Bajo los Labios: He sido tan despreciable conmigo mismo que mi cuerpo buscó un lugar donde esconder todo ese desprecio y dureza.

Clavícula: Encontró un lugar donde esconder esa crítica, en el tumor de mi riñón.

Bajo el Brazo: Mi cuerpo intentó tomar esa crítica y empaquetarla toda en un lugar pequeño.

Coronilla: Mi cuerpo trató de defenderme al almacenar toda esa crítica en mi tumor.

RONDA 4

Ceja: Mi cuerpo intentó esconderla para que no me dañara tanto.

Lado del Ojo: Despreciarme a mí mismo realmente duele. Despreciar a los demás también duele.

Debajo del Ojo: Me sentía dolido cuando a la gente no le gustaba lo que yo hacía o decía.

Debajo la Nariz: Duele cuando la gente dice cosas malas sobre mí, aunque esté acostumbrado a decirme cosas malas yo solo.

Bajo los Labios: Soy cruel conmigo mismo a veces.

Clavícula: Ni siquiera sé por qué me desprecio tanto.

Bajo el Brazo: Puedo ser muy desagradable con mi familia también.

Coronilla: No me gusta ser crítico de mí mismo y de mi familia.

RONDA 5

Ceja: Estoy harto de despreciarme.

Lado del Ojo: Puedo cambiar. Es decisión mía. Puedo elegir ser más amable conmigo mismo.

Debajo del Ojo: Empezaré por acordarme de algo bueno que hice.

Debajo la Nariz: No estoy acostumbrado a ser amable conmigo mismo, pero practicaré todos los días.

Bajo los Labios: Puedo encontrar cosas buenas sobre mí si lo intento y luego puedo comentar sobre ellas.

Clavícula: Por ejemplo, realmente soy un buen chico así que puedo dejar de despreciarme.

Bajo el Brazo: Elijo ser más amable conmigo mismo aunque me equivoque.

Coronilla: Podría necesitar de práctica e incluso podría tardar mucho tiempo, pero ser amable conmigo mismo hará que me sienta bien.

RONDA 6

Ceja: Elijo ver las cosas buenas de mí.

Lado del Ojo: Elijo ser amable conmigo mismo.

Debajo del Ojo: Soy un chico genial y tengo talento.

Debajo la Nariz: Puedo ser amable con mi familia también.

Bajo los Labios: Elijo decir cosas amables de mí y de los demás.

Clavícula: Elijo felicitarme cuando hago o realice algo bien.

Bajo el Brazo: Soy valeroso. De hecho, soy un chico asombroso.

Coronilla: Me digo cosas amables y se las digo a los demás. Puedo elegir ver las cosas buenas.

Rodolfo se sintió mucho mejor porque había elegido ser más amable consigo mismo. Le gustaría que tú hicieras lo mismo.

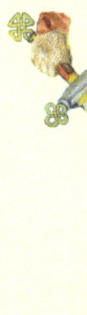

LA ESPADA AMARILLA

Cuando llegó el momento de su cirugía para quitar el tumor, Rodolfo tenía miedo, pero sabía que podía deshacerse de todos esos miedos haciendo Tapping. Haz Tapping ahora con el guión para que puedas sentirte fuerte si tienes un tumor o si te van a operar.

Le pedí a Rodolfo que imaginara qué aspecto tenía su tumor. Rodolfo dijo que era del tamaño de un pomelo y que las células del tumor estaban dentro de ese pomelo.

Entonces le pregunté a Rodolfo, "Si imaginas hacer lo que tengas que hacer para quitar ese tumor, ¿qué harías?" Él dijo, "Lo cortaría con una espada." Por supuesto era una espada mágica — una mágica espada amarilla. ¿Si tu tuvieras una espada, ¿qué aspecto tendría? ¿Qué color sería? ¿Y para qué la utilizarías?

Rodolfo hizo Tapping mientras imaginaba que usaba su mágica espada amarilla para cortar el tumor. Entonces hizo Tapping imaginando a los médicos extirpando el tumor para quedar completamente sano. Haz Tapping con Rodolfo ahora.

RONDA 7

Haz Tapping en el Punto Karate y repite:

Aunque tengo este feo tumor dentro de mí, soy un chico maravilloso.

Aunque no me gusta este feo tumor que parece un pomelo, soy un buen chico.

Aunque quiero deshacerme de este tumor con aspecto de pomelo, soy un chico asombroso.

Ceja: Tengo una espada mágica. Me da mucho poder.

Lado del Ojo: Mi poderosa espada mágica me da la fuerza para sacar todas las palabras malas que me he dicho a mí mismo.

Debajo del Ojo: Mi mágica espada amarilla corta todas las palabras malas y desagradables que me he dicho acerca de mí mismo.

Debajo la Nariz: Todas esas desagradables palabras almacenadas en mi tumor pueden ser cortadas a trocitos y hechas desaparecer — ¡PUF! Así de fácil.

Bajo los Labios: Mi espada mágica corta todas esas desagradables palabras a trocitos.

Clavícula: Mi espada mágica corta todos los pensamientos duros que he tenido sobre mí mismo en trocitos pequeños.

Bajo el Brazo: Mi cuerpo se deshace de todos los trocitos. ¡PUF! Se fueron.

Coronilla: Ya no los necesito. Ahora voy a ser amable conmigo mismo.

RONDA 8

Ceja: Mi espada mágica corta todas esas cosas despreciables que he dicho a los demás también.

Lado del Ojo: Corto todas las cosas malas y despreciables que he dicho y me deshago de ellas.

Debajo del Ojo: Mi espada mágica corta cualquier palabra desagradable remanente para que se pueda sacar y desechar. Ya no la necesito.

Debajo la Nariz: Incluso corta el más mínimo pensamiento o emoción despreciable.

Bajo los Labios: Mi espada mágica saca todas las palabras despreciables y deja espacio para palabras buenas.

Clavícula: Es seguro ser amable conmigo mismo. Estoy listo para llenar el espacio que deja las palabras despreciables con palabras amables y amorosas.

Bajo el Brazo: Utilizo mi espada para cortar ese tumor en trocitos pequeños también. Ahí va: corta, corta, corta. Solo quedan trocitos muy pequeños.

Coronilla: Mi cuerpo también se deshace de esos trozos de manera gentil y segura.

Rodolfo cortó toda la 'energía' mala de sus palabras y pensamientos que estaba almacenada en ese tumor. Se imaginó cortando el tumor en trocitos pequeñitos con su espada mágica. Ahora estaba listo para que los médicos pudieran sacar su tumor físico también. A ese tampoco lo necesitaba ya. A Rodolfo le gustan los ángeles, así que pidió que viniesen unos ángeles para protegerle y cuidar de los médicos y las enfermeras también.

RONDA 9

Ceja: Antes de mi operación, estoy sonriendo y riéndome con las enfermeras y los médicos.

Lado del Ojo: Me tratan muy bien.

Debajo del Ojo: Me cuidan.

Debajo la Nariz: Me duermo sin ninguna preocupación.

Bajo los Labios: Sé que el cirujano está haciendo su mejor trabajo.

Clavícula: Pido que cinco ángeles nos acompañen para cuidarme, a los médicos y a las enfermeras. Uno para cada uno de nosotros — incluso uno para mi tumor.

Bajo el Brazo: Confío en que todo saldrá muy bien. Confió en que mi tumor saldrá fácilmente.

Coronilla: Envío una bendición a mi tumor por almacenar todas mis críticas y le informo que ya no tiene que hacerlo.

RONDA 10

Ceja: Mi espada me prepara para la cirugía también.

Lado del Ojo: Saco toda la mala energía del tumor con mi espada.

Debajo del Ojo: Los médicos sacarán la parte física del tumor.

Debajo la Nariz: Está bien dejar que los médicos me ayuden a quitar el tumor que guarda todos mis pensamientos desagradables.

Bajo los Labios: Los médicos cortan el tumor y con él, todas las células que llevan mis pensamientos desagradables.

Clavícula: Los médicos quitan el tumor con cuidado, y automáticamente también se va el lugar donde almacenaba viejos pensamientos desagradables.

Bajo el Brazo: Sacamos el lugar donde almacenaba lo desagradable. Significa que puedo comenzar de nuevo sin criticarme.

Coronilla: Significa que puedo empezar a contarme cosas buenas para rellenar el espacio vacío que queda. Significa que puedo amarme.

Rodolfo estaba listo para la cirugía. Entró al quirófano con una actitud positiva, sintiéndose seguro que toda iría bien. ¡Y así fue!

Después de la cirugía Rodolfo hizo Tapping para mantener su actitud positiva y no volvió a decirse cosas despreciables. Tú también puedes hacer eso. Haz Tapping todos los días para seguir diciéndote cosas buenas.

RONDA 11

Haz Tapping en el Punto Karate y repite:

Aunque solía despreciarme mucho, ya no lo tengo que hacer.

Aunque solía despreciar y criticarme, ahora estoy libre de eso. Estoy libre para amarme tal como debería.

Aunque solía decir cosas desagradables sobre mí, ahora digo cosas amables sobre mí.

Ceja: Soy un chico asombroso y soy cariñoso conmigo mismo.

Lado del Ojo: No me tomo las cosas a pecho.

Debajo del Ojo: Sé cuando se trata de mí y cuando no.

Debajo la Nariz: Soy un chico bueno, no malo.

Bajo los Labios: Me digo lo buen chico que soy y luego hago cosas buenas también.

Clavícula: No tengo que ser crítico conmigo mismo. Tampoco necesito que los demás sean críticos conmigo.

Bajo el Brazo: En lugar de criticar a otros, les complemento por sus virtudes.

Coronilla: También digo cosas buenas sobre mí mismo, porque me amo.

RONDA 12

Ceja: Me trato con amabilidad porque soy un buen chico.

Lado del Ojo: Me gusta tratarme con amabilidad porque me hace feliz.

Debajo del Ojo: Ser amable conmigo mismo me permite ser amable con los demás también.

Debajo la Nariz: Entonces todo el mundo se siente bien. Eso me gusta.

Bajo los Labios: Quiero que todo el mundo se sienta bien y sepan que en su interior son buenos.

Clavícula: Busco las cosas buenas en mí. Busco las cosas buenas en los demás. Hace que me sienta muy bien, muy feliz.

Bajo el Brazo: Me encanta cómo me hace sentir bien. Me encanta cómo hace a otros sentirse bien también.

Coronilla: Amarme hace que me sienta muy bien y hace que mi cuerpo se sienta bien, también.

Rodolfo siguió haciendo Tapping para seguir siendo amable consigo mismo. Tú puedes hacer lo mismo. Y mira qué más hizo Rodolfo.

RODOLFO ES UN CAMPEÓN DE EFT

Rodolfo siguió haciendo Tapping para seguir siendo amable consigo mismo. Tú puedes hacer lo mismo. Y mira qué más hizo Rodolfo.

¡Guau! Rodolfo es un joven que hace Tapping todos los días — y no solo eso. Ya que reconoce lo bien que se siente cuando hace EFT, se encargó a sí mismo enseñar a sus familiares y amigos. Hace Tapping todos los días con sus padres. Ha enseñado a su hermanita y hermanito, sus tías y tíos, sus primos y a sus mejores amigos cómo hacer Tapping. Dos de sus amigos se juntan con él en su casa después de la escuela todos los días y hacen Tapping juntos. Prometió hacer Tapping dos veces al día para ser amable consigo mismo en lugar de crítico — pero fue mucho más allá.

Cuando le veo, me doy cuenta de lo bien que está. Tiene un aspecto fabuloso. Tiene una cabeza llena de pelo, ha crecido y tiene la más increíble sonrisa. Pero más allá de todo eso, lo más obvio que observo es la sensación de paz que le envuelve. La puedo ver en sus ojos. Por eso Rodolfo es un Campeón de EFT.

¡Tú también puedes ser un campeón de EFT! Haz Tapping todos los días y comparte el Tapping con tus seres queridos para que ellos también puedan beneficiarse.

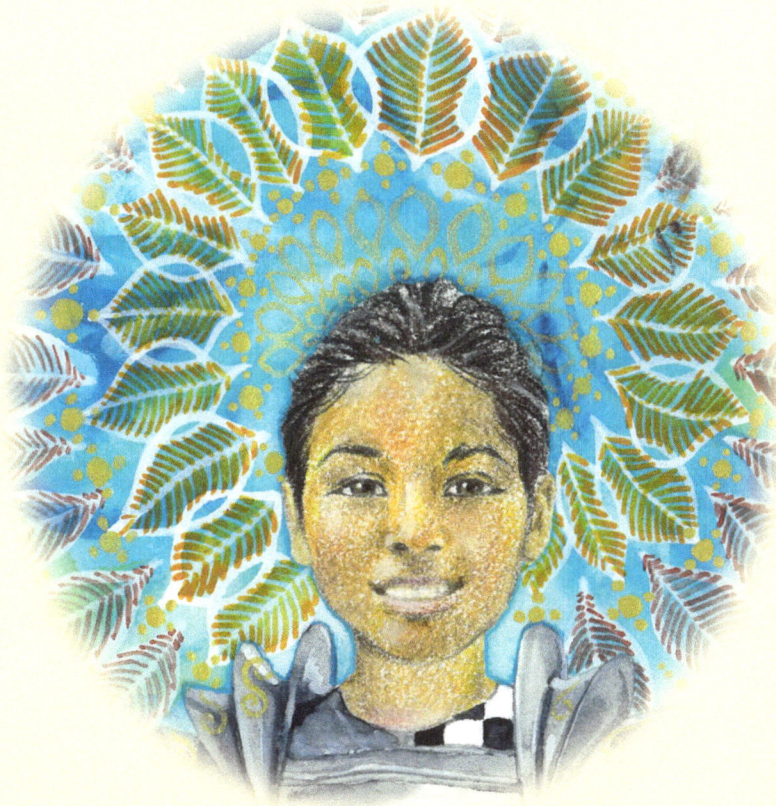

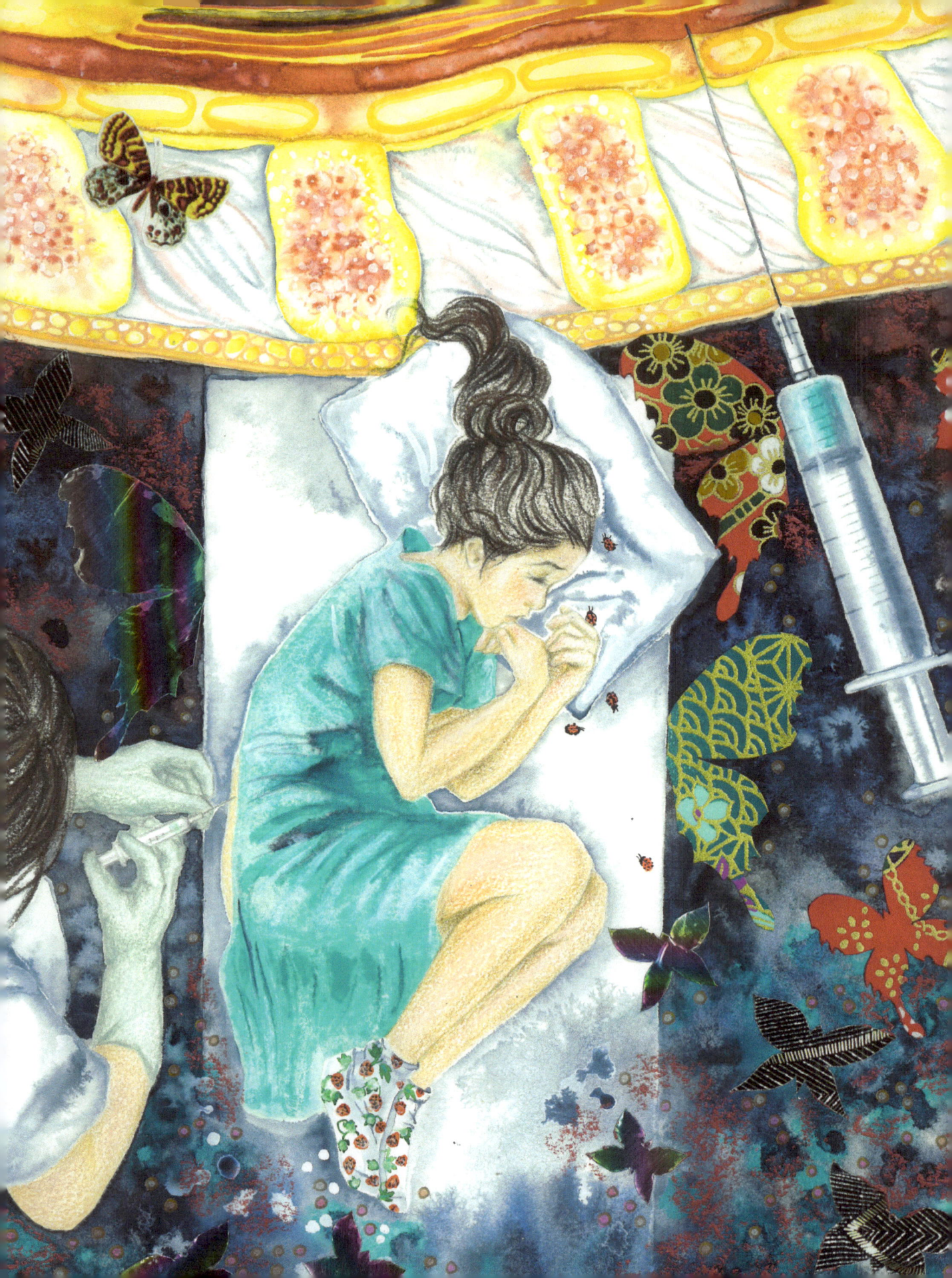

PUNCIÓN LUMBAR: AGUJA GRANDE, DOLOR PEQUEÑO

NOTA A LOS PADRES:

Una punción lumbar es uno de los tratamientos contra los que los niños luchan con más fuerza debido al posicionamiento y el dolor asociado al mismo. Veamos cómo podemos hacer este tratamiento lo más leve e indoloro posible.

En primer lugar, explica a tu hijo que lo que va a ocurrir le permite participar y hacer que la experiencia sea mejor. Si tu hijo está tenso y asustado, todo el procedimiento se torna más doloroso. Cuando están tranquilos, muchos niños pasan por el proceso como si fuera un pequeño pinchazo.

En segundo lugar, enseñemos a tu hijo algunos trucos. Muestra a tu hijo el puño bien cerrado y apretado y dale un golpecito para mostrar lo duro que es. Dile que su espalda está así cuando él está tenso. Entonces simplemente cierra la mano pero que se quede relajada. Dale un golpecito para mostrar que está relajada y flexible. Tu espalda está así cuando estás relajado. Cuando estás relajado la aguja entra más fácilmente.

¿Cómo consigues que tu cuerpo se relaje? Respirar profundamente ayuda a calmar el cuerpo y relajar la espalda. Inhala profundamente y deja caer a los hombros y la espalda como si fueras un muñeco de trapo. Repítelo varias veces. Hacer esto ayudará enormemente a tu hijo a comprender cómo puede afectar este procedimiento de manera positiva.

En tercer lugar, visualiza y haz Tapping sobre todos los miedos y las ansiedades que tu hijo tiene con respecto a este tratamiento. Esto ayudará a tu hijo a soltar su miedo sobre cada uno de los pasos del procedimiento antes de que se lleven a cabo. Este es el proceso: tu hijo visualizará el procedimiento completo de principio a fin y hará Tapping sobre cualquier ansiedad, paso a paso, hasta que pueda imaginar el tratamiento desde el principio hasta el final de manera tranquila. Si el niño lo puede imaginar y verlo en su mente en primer lugar, es mucho más fácil seguir el procedimiento después.

Por ejemplo: Pídele a tu hijo que imagine que le van a hacer una punción lumbar. Haz Tapping hasta liberar todos los miedos. Haz que tu hijo se imagine entrando en la sala de tratamientos. Haz Tapping hasta que esté tranquilo de nuevo. Haz que se imagine subiendo a la camilla. Haz Tapping sobre cualquier miedo. Luego que imagine al médico limpiando su espalda con ese frío líquido para esterilizar la zona. Haz Tapping sobre cualquier miedo. Haz que imagine al médico con la aguja. Haz Tapping sobre cualquier miedo. Haz que imagine la inyección misma. Haz Tapping sobre cualquier miedo o dolor. Haz que imagine que ha terminado y se vuelve caminando a la cama. Haz Tapping sobre cualquier miedo o dolor. Entonces, haz que tu hijo revise todo el proceso de nuevo mientras hace tapping, hasta que ya no quede miedo ni ningún pensamiento de dolor mientras visualiza todo el proceso.

Esta visualización es un paso muy importante porque prepara a tu hijo emocional, física y mentalmente para lo que va a ocurrir. Esto significa que no habrá sustos, miedo, ni sorpresas cuando ocurra de verdad. Todo será tal como se lo imaginó y eso le ayudará a estar tranquilo y sentirse en control de la situación.

En muchos casos, sentimientos de miedo, ansiedad o trauma resultan de una sensación de impotencia. No saber qué nos va a ocurrir, o sentir que no podemos hacer nada al respecto, puede dar mucho miedo —¡tanto para adultos como para niños! Visualizar y hacer Tapping son dos herramientas fantásticas que podemos utilizar para empoderarnos a nosotros mismos. Nos ayuda a sentirnos tranquilos y que estamos al mando. Esto permite que sea posible relajarnos, incluso en situaciones potencialmente difíciles o estresantes.

Ahora, el cuarto paso es hacer Tapping con tu hijo durante el mismo procedimiento, con el fin de mantenerte a ti y a tu hijo relajados. Debido al espacio tan restrictivo de la mayoría de las salas de tratamiento y la postura del cuerpo, podría ser más fácil si tu — el pariente — hace Tapping sobre el niño. Haz Tapping en los puntos a los que puedes llegar, que podría solo ser la coronilla y el punto Karate. No pasa nada. Haz Tapping donde puedas durante todo el proceso. Recuérdale a tu hijo que respire profundamente e intente visualizar algo, que para ellos es tranquilizante y alegre. Algunos ejemplos podrían ser — un prado y cielo azul, la playa, su juguete favorito, un amigo especial, su última fiesta de cumpleaños, vacaciones festivales o cualquier actividad que le da paz.

Haz Tapping al finalizar el tratamiento, para que cualquier dolor o trauma que haya podido experimentar sea liberado inmediatamente. Con el Tapping, los niños normalmente se relajan y sueltan el dolor en tan solo 2 ó 3 minutos y muchos se quedan dormidos tranquilamente. Este Tapping permite al cuerpo olvidarse del trauma también.

Algunos ejemplos reales: Rodolfo descubrió que con el Tapping, su dolor era cinco veces menor que en otras ocasiones cuando le hicieron una punción lumbar. A Rodrigo le tenían que suministrar tranquilizantes solo para que los médicos pudiesen acercarse a él. Pero después del Tapping, les permitió hacerle la punción lumbar. A Sergio le aterraba que le hicieran una punción lumbar, pero ahora es parte de la rutina. Jareth entra tranquilamente y permite que le hagan la punción lumbar sin protesta ni preocupación ahora, gracias al Tapping.

En esta historia, Brenda tenía miedo de las punciones lumbares. Mucho miedo. Le enseñé cómo hacer Tapping para que fuera más fácil. Esta historia de Tapping está basada en su experiencia. Brenda utilizó un animal de poder, igual que Diego lo hizo en la historia "El Dragón con Llamas de Amor". Puedes volver atrás y revisar la historia si no te acuerdas cómo utilizar un animal de poder. El animal de poder de Brenda es un delfín porque la hace sentirse libre.

ESCALA DE 0 A 10

Utiliza una escala para determinar la intensidad de dolor, o miedo que se está sintiendo. Esta escala numérica va del 0 al 10 en donde 0 significa que no sientes dolor y 10 es el máximo de emoción o dolor. Cada número entre estos valores representa un nivel de intensidad intermedio de dolor o emoción. Si tu hijo es demasiado joven para contestar con un número para representar la intensidad de la emoción, puedes pedirle que simplemente extienda sus brazos para mostrar lo grande o pequeño que es el dolor o la emoción. Las manos juntas representan un 0 y los brazos totalmente extendidos representan un 10.

Pregunta al niño cuánto dolor está sintiendo. Es una respuesta subjetiva, pero se puede utilizar durante todo el proceso de Tapping para ayudar al niño a reconocer cuándo haya una reducción o cambio en el nivel de dolor o miedo. Saberlo ayuda al niño a sentirse mejor.

Ocasionalmente, la emoción se intensifica antes de reducirse, y eso también está bien. Si el número representativo de la emoción no cambia, entonces habrá que utilizar palabras distintas o podrías tener que encontrar qué más ocurre.

EL GRAN MIEDO DE BRENDA

Hice Tapping con Brenda para prepararse para que le hicieran una punción lumbar. En primer lugar, le pedí a Brenda que imaginara que le iban a hacer una punción lumbar. Hizo las siguientes preguntas: ¿Qué sientes? Ella respondió, "Asustada". ¿Cómo es de grande ese miedo? En una escala de 0 a 10, Brenda respondió que era un 9. Entonces hizo Tapping con las siguientes frases. Tú también lo puedes hacer.

RONDA 1

Haz Tapping en el Punto Karate y repite:

Aunque me da miedo que me hagan una punción lumbar porque duele tanto. Soy una buena chica.

Aunque no quiero que me inserten una aguja en mi espalda porque me da miedo, soy una buena chica.

Aunque tengo miedo al dolor cuando me claven la aguja en la espalda, soy una chica fabulosa.

Ceja: Imagino que me están haciendo una punción lumbar.

Lado del Ojo: Imagino lo que siento.

Debajo del Ojo: Siento miedo (o nombra la emoción que surja).

Debajo la Nariz: Tengo miedo a que me duela.

Bajo los Labios: Dolió en el pasado.

Clavícula: Estoy segura que volverá a doler.

Bajo el Brazo: No me gusta que me pinchen en la espalda.

Coronilla: La enfermera aplica una crema a mi espalda pero aun así duele.

RONDA 2

Ceja: Tengo miedo. Este miedo es tan grande.

Lado del Ojo: Ya me duele sin haber entrado siquiera en la sala de tratamientos.

Debajo del Ojo: Me preocupa cuánto me va a doler.

Debajo la Nariz: No quiero sentir dolor.

Bajo los Labios: Tengo miedo.

Clavícula: Me da miedo entrar ahí. Duele cuando me pinchan en la espalda.

Bajo el Brazo: No me gusta. Me da miedo. No me gusta cuánto me duele.

Coronilla: Esto me da tanto miedo.

RONDA 3

Ceja: Mis piernas se entumecen.

Lado del Ojo: Me duele la espalda.

Debajo del Ojo: Es incómodo estar toda estrujada.

Debajo la Nariz: Mi cuerpo me duele de estar sentada así.

Bajo los Labios: No quiero que me pinchen.

Clavícula: Me da tanto miedo.

Bajo el Brazo: Tengo miedo que me duela.

Coronilla: Ese es mi miedo más grande — que dolerá.

En la escala de 0 a 10, el miedo de Brenda ahora estaba en un 6.

Le pedí a Brenda le dije que imaginase su miedo como si fuera un color. Este color representa simbólicamente al dolor. Tu hijo puede elegir cualquier color que le venga a la mente.

RONDA 4

Ceja: Este miedo es negro (pon el color que imagine tu hijo).

Lado del Ojo: Este miedo feo y negro en mi espalda.

Debajo del Ojo: Esa cosa negra es tan grande.

Debajo la Nariz: Es tan grande como mi miedo.

Bajo los Labios: Esa cosa negra me pone tensa.

Clavícula: El negro hace que mi cuerpo se tense.

Bajo el Brazo: Ese gran miedo negro que tengo.

Coronilla: Es tan grande. Esa cosa negra grande y fea.

RONDA 5

Ceja: No tengo que quedarme con esa cosa negra.

Lado del Ojo: Puedo recoger ese miedo feo y negro y tirarlo.

Debajo del Ojo: Tiro todo lo negro a la basura.

Debajo la Nariz: Tiro todo el miedo negro a la basura.

Bajo los Labios: Esa cosa negra no puede quedarse si no se lo permito.

Clavícula: Recojo esa cosa negra y lo tiro.

Bajo el Brazo: Al irse lo negro, también se va el miedo.

Coronilla: Todo el miedo y lo negro se van a la basura.

A Brenda le dije que volviese a imaginarse entrando a la sala de tratamientos. ¿Ahora cómo es de grande el miedo? Brenda dijo que era un 4. Si tu hijo sigue sintiendo el miedo, vuelve atrás y sigue haciendo Tapping hasta que se haya disipado. Es perfectamente normal tener que hacer muchas rondas de Tapping antes de que desvanezca el miedo. Lo importante es deshacerse de él completamente.

Sigue comprobando la intensidad y el color para ver si cambian a medida que haces el Tapping. Normalmente, a medida que haces Tapping el número va bajando hasta que llega a cero y desaparece el dolor; el color cambia de uno feo y temible a uno más alegre y bonito con asociaciones más positivas para el niño. Nota: No sugieras un número o color a tu hijo. Deja que lo decidan ellos mismos, aunque tarden un poco en hacerlo. Normalmente, el primer número o color que les viene a la mente es la respuesta "correcta".

Hablé con Brenda para indagar sobre qué era el miedo.¿Tenía miedo a entrar en la sala? ¿A ese líquido frío que aplica el médico para limpiar su espalda? ¿Son los dedos hincando su espalda? ¿Es la aguja misma? ¿O es más de una de estas cosas?

En el caso de Brenda, era miedo a la aguja. A ella le parecía enorme. Hicimos Tapping para transformar a esa gran aguja fea en una pequeña y gentil.

RONDA 6

Ceja: Esa enorme aguja. Me da miedo.

Lado del Ojo: Esa enorme aguja. No me gusta.

Debajo del Ojo: Creo que la aguja es enorme. Me parece enorme.

Debajo la Nariz: Le tengo miedo a esa enorme aguja.

Bajo los Labios: Esa aguja tan grande me duele tanto que no quiero que me hagan una punción lumbar.

Clavícula: Tiemblo de miedo por culpa de esa aguja. No quiero sentir este miedo.

Bajo el Brazo: Quiero encontrar una manera de deshacerme de este miedo.

Coronilla: Quiero encontrar una manera de no tenerle miedo.

RONDA 7

Ceja: Puedo utilizar el Tapping y el poder de mi imaginación para cambiar cómo me siento sobre esa aguja.

Lado del Ojo: Creo que la aguja es enorme pero en realidad no es tan grande.

Debajo del Ojo: Hago Tapping e imagino que la aguja grande se hace más y más pequeña, hasta volver a su tamaño real.

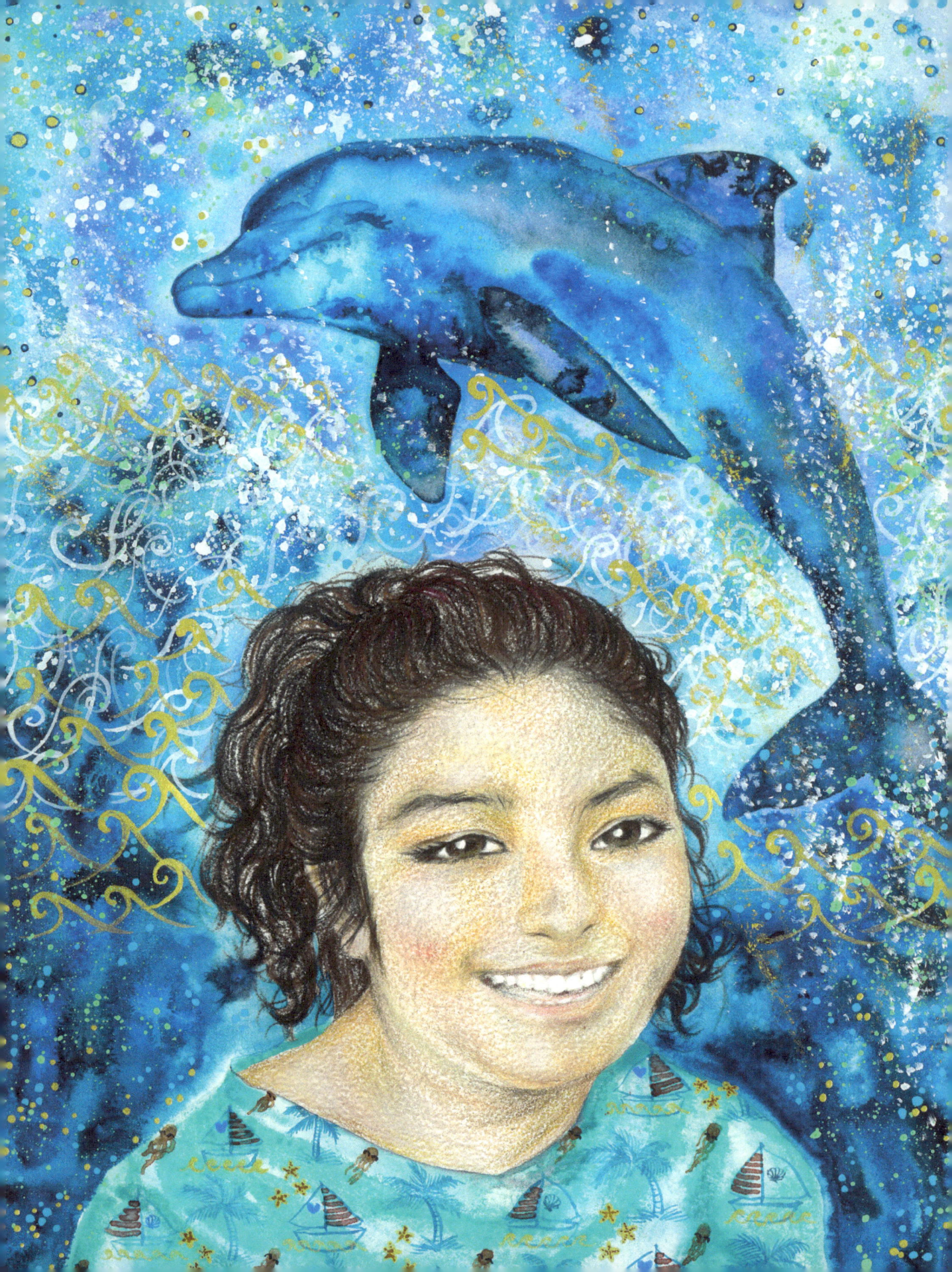

Debajo la Nariz: Imagino a la aguja haciéndose más y más pequeña. Tengo un mando a distancia y puedo hacerla todo lo pequeña que yo quiera.
Bajo los Labios: En mi mente la veo grande pero en la vida real no es tan grande.
Clavícula: De hecho, es bastante delgadita. Puedo manejar una aguja delgada. Puedo relajarme con una aguja delgada.
Coronilla: Me relajo y entra a la primera, al sitio perfecto. Ni siquiera la siento entrar.

A Brenda le pregunté ¿qué le parecía la aguja ahora? Dijo que la imaginaba más delgada y eso la hizo creer que podría entrar fácilmente ahora. Su miedo bajó a un 2. Decidi que estaría bien que ahora acudiera el animal de poder de Brenda. Acuérdate que en el caso de Brenda este caso es el delfín con su aire de libertad, pero el animal de poder de tu hijo podría ser otro completamente diferente.

RONDA 8

Ceja: Me llevo a mi animal de poder también.
Lado del Ojo: Me llevo a mi delfín porque hace que me sienta poderosa.
Debajo del Ojo: El delfín es tan feliz y libre.
Debajo la Nariz: El delfín me ayuda a estar tan relajada como si estuviera nadando en el mar.
Bajo los Labios: El delfín me sonríe y eso me hace reír.
Clavícula: La alegría del delfín me ayuda a estar relajada también.
Bajo el Brazo: Mi delfín me recuerda que puedo elegir estar tranquila también.
Coronilla: Mi delfín me recuerda que las cosas siempre podrían salir mejor de lo que me imagino.

El miedo de Brenda descendió a un 0. Ahora estaba lista. ¿Y tú — estás listo? ¿Está listo tu hijo? Si su miedo está en un 0, ¡entonces enhorabuena! Están listos para el tratamiento. Acuérdate de hacer Tapping con tu hijo mientras está en la sala de tratamiento. Quizás solo sea posible hacer Tapping en el punto karate o en la coronilla o quizás incluso algunos puntos de la cara, pero está bien. Haz Tapping donde puedas, para que ambos se mantengan lo más tranquilos posible. Si tú no estás tranquilo, entonces sigue con el Tapping hasta que lo estés.

Ayudé a Brenda a sentirse aún más confiada haciendo Tapping con ella antes de entrar en la sala de tratamientos. Haz lo que hicimos Brenda y yo. Visualiza cómo quieres que salga el procedimiento. Entonces ve tranquilamente a recibir tu tratamiento. Acuérdate de hacer Tapping en tu hijo durante el tratamiento o ayudarle a que lo haga él mismo.

RONDA 9

Haz Tapping en el Punto Karate y repite:
Aunque no me gusta que me hagan una punción lumbar, soy una buena chica genial.
Aunque estoy tensa ahora que estoy en la sala de tratamientos, respiro y me relajo.
Aunque sé que podría doler, respiro profundamente y me relajo.

Ceja: Estar aquí sentada me pone tensa.

Lado del Ojo: Me preocupa que será igual que en ocasiones anteriores.

Debajo del Ojo: Pero este es un momento distinto así que podría ser mejor.

Debajo la Nariz: Hablo con mi cuerpo y le digo que se relaje.

Bajo los Labios: Respiro profundamente y sacudo toda la tensión de mi cuerpo.

Clavícula: Respiro profundamente y me pongo en la mejor postura jamás.

Bajo el Brazo: Respiro profundamente y me tranquilizo.

Coronilla: Quiero estar tranquila para que todo vaya bien.

RONDA 10

Ceja: Soy fuerte y poderosa.

Lado del Ojo: Soy una chica poderosa y elijo que esto vaya bien.

Debajo del Ojo: Soy fuerte y tengo a mi animal de poder conmigo, también.

Debajo la Nariz: Respiro profundamente y los músculos de mi espalda se relajan.

Bajo los Labios: Respirar profundamente evita que me ponga tensa.

Clavícula: Respirar profundamente y hacer Tapping evita que sienta dolor.

Bajo el Brazo: Cuando los músculos de mi espalda están relajados la aguja entra fácilmente.

Coronilla: Estoy relajada y así todo transcurre lo más suavemente posible.

RONDA 11

Ceja: Sigo respirando y mi mamá/mi papá hace Tapping sobre mí.

Lado del Ojo: Dejo que el médico lo prepare todo. Estoy tranquila.

Debajo del Ojo: Permito al médico limpiar mi espalda para que todo esté súper-limpio.

Debajo la Nariz: Respiro y me quedo muy quieta para que todo vaya bien. Estoy tranquila.

Bajo los Labios: Dejo que la aguja entre directamente al sitio perfecto porque estoy tranquila.

Clavícula: El médico toma la muestra rápidamente.

Bajo el Brazo: El médico inyecta la medicación rápidamente y saca la aguja.

Coronilla: Estoy muy feliz que todo ha terminado y ahora me puedo relajar del todo.

Una vez haya finalizado tu tratamiento, vuelve a tu cama y; vuelve a hacer Tapping para soltar cualquier dolor o molestia. Eso es lo que hizo Brenda y la ayudó a sentirse mucho mejor. se sintió mucho mejor por hacerlo. No es necesario que tu cuerpo se aferre a cualquier miedo o dolor después de un tratamiento.

RONDA 12

Haz Tapping en el Punto Karate y repite:

Aunque el médico me pinchó la espalda y dolió un poco, soy una buena chica.

Aunque mi espalda está resentida de esa aguja, soy una chica maravillosa.

Aunque me duele la espalda y no me quiero mover, me amo.

Ceja: Lo hice mejor. No dolió tanto.

Lado del Ojo: Aún duele un poco. Eso no me gusta.

Debajo del Ojo: No quiero que duela en absoluto.

Debajo la Nariz: Pero ya terminó, así que me puedo relajar.

Bajo los Labios: Le digo a mi espalda que puede soltar todo el dolor.

Clavícula: Le digo a mi espalda que se deshaga de todo el dolor.

Bajo el Brazo: Ya terminó todo, así que mi espalda se puede relajar.

Coronilla: Permito que se vaya todo el dolor.

RONDA 13

Ceja: Le digo a mi cuerpo que todo ha terminado y se puede relajar.

Lado del Ojo: Toda la tensión en mi cuerpo puede marcharse.

Debajo del Ojo: El dolor puede marcharse.

Debajo la Nariz: Le digo al dolor que todo ha pasado y se puede marchar.

Bajo los Labios: El dolor empieza a desvanecerse.

Clavícula: Siento cómo mi espalda se relaja.

Bajo el Brazo: Me siento mejor ahora.

Coronilla: Respiro profundamente.

RONDA 14

Ceja: Incluso el lugar donde entró la aguja se relaja.

Lado del Ojo: Es como si mi espalda suspirase y soltara todo el dolor y la tensión.

Debajo del Ojo: Incluso el punto donde la aguja me pinchó se relaja.

Debajo la Nariz: Le digo a mi cuerpo que todo ha terminado ahora y se puede olvidar de lo que pasó.

Bajo los Labios: Ya está hecho y mi cuerpo se puede olvidar.

Clavícula: Mi espalda no tiene que acordarse del dolor.

Bajo el Brazo: Mi espalda lo puede soltar y relajarse.

Coronilla: Todo mi cuerpo se relaja y me siento tan tranquila.

RONDA 15

Ceja: Cada vez lo hago mejor y mejor.

Lado del Ojo: Respiro profundamente y todo va mejor.

Debajo del Ojo: Soy una chica genial, fuerte y poderosa.

Debajo la Nariz: Soy tan poderosa que puedo hacer cualquier cosa.

Bajo los Labios: Mi espalda es fuerte y poderosa también.

Clavícula: Juntas podemos hacer cualquier cosa.

Bajo el Brazo: Soy una buena chica y soy fuerte y poderosa.

Coronilla: Soy tan poderosa que puedo hacer cualquier cosa.

RONDA 16

Ceja: El delfín me recuerda que soy poderosa.

Lado del Ojo: Ya que soy tan poderosa, puedo expulsar cualquier cosa que me molesta.

Debajo del Ojo: El delfín me habla de esa manera que hacen los delfines y asiente con su cabeza para decirme que sí puedo sentirme bien.

Debajo la Nariz: El delfín y yo nos reímos juntos.

Bajo los Labios: El delfín siempre está ahí para recordarme que soy libre para sentirme bien.

Clavícula: Me gusta sentirme bien, así que le recuerdo a mi cuerpo que se sienta bien.

Bajo el Brazo: Mi delfín y yo nos reímos juntos y nos sentimos bien.

Coronilla: Me gusta sentirme bien y a mi cuerpo también.

Brenda se relajó completamente. Fue el mejor tratamiento que había tenido. Se sintió poderosa porque no tenía miedo a una punción lumbar y podía hacer Tapping para sentirse mejor antes, durante y después. Eso le dio libertad, igual que su animal de poder, el delfín.

Igual que Brenda, tu puedes soltar el sufrimiento y cualquier dolor o molestia del cuerpo. Entonces te puedes relajar y dormir, despertando como si no hubiera pasado nada. Ese es el poder del Tapping y de estar acompañado por tu animal de poder. Invoca al animal de poder que te haga sentir fuerte y poderoso para que puedes tener mejores experiencias con las punciones lumbares o cualquier otro tratamiento que te de miedo o encuentres difícil.

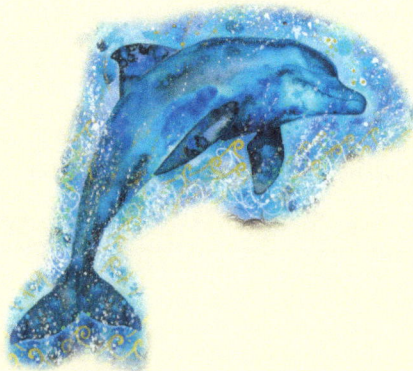

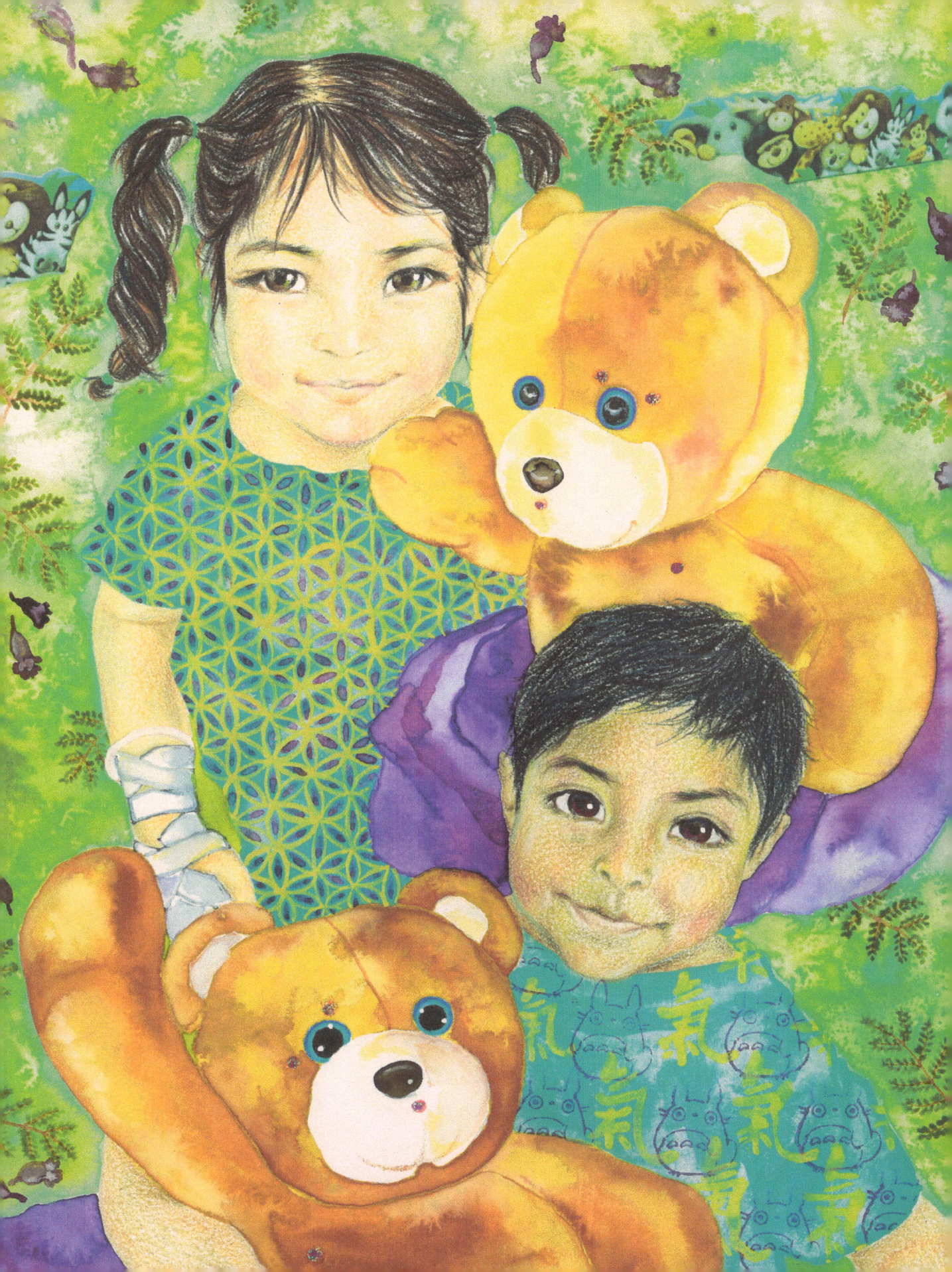

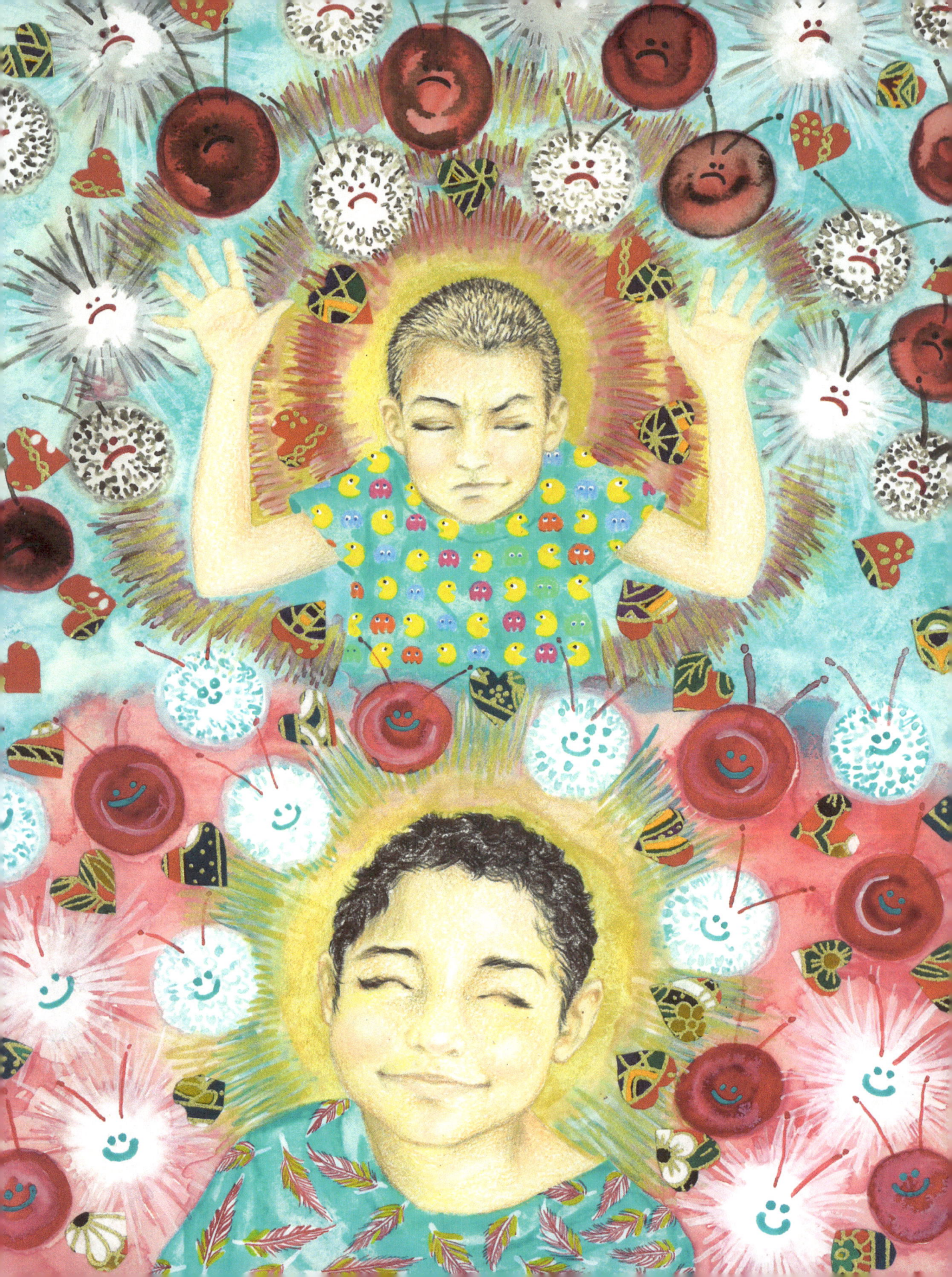

TAPPYCHAT CON TUS GLÓBULOS BLANCOS

Kevin es un joven entusiasta y alegre. También tiene leucemia. A veces cuando se siente deprimido a causa de sus tratamientos o porque sus defensas están débiles, comentamos acerca de cómo se puede 'hablar' con tu cuerpo, con tus células, y con las partes de ti que están enfermas o se sienten mal.

Esto ha ayudado a Kevin a cambiar su forma de pensar respecto a su enfermedad. Se siente muy poderoso por poder hablar con su cuerpo. Se siente poderoso porque puede ayudar activamente a su cuerpo a recuperarse al enviar mensajes de sanación alegres, positivos y alentadores constantemente mientras hace Tapping.

¿Cómo es posible que se pueda hablar con las células? En primer lugar, veamos cómo las células escuchan. Las células tienen receptores en su superficie. Podrías imaginarlos como antenas en la superficie de la célula. Están escuchando o respondiendo a cada señal que reciben. Estos mensajes llegan de lo que comes, del entorno (¿es un entorno saludable o tóxico? ¿alegre o triste?), de lo que piensas y sientes, y de otras células que comparten lo que está pasando en otras partes del cuerpo.

Las antenas reciben todos estos mensajes y los envían al interior de tus células. Las células entonces producen las sustancias necesarias para responder a esos mensajes. Si todo es negativo, triste, tóxico y horrible, las células reciben el mensaje de crear más químicas en el cuerpo que hacen que te sientas aún más negativo y triste. Cuando el entorno es feliz, divertido y alegre, las células producen más sustancias que te hacen sentir aún más feliz.

No te preocupes si a veces te sientes triste o si están pasando cosas feas a tu alrededor. Las células se apañan realmente bien — incluso en una situación mala. Harán lo posible para encontrar una manera de arreglar el desorden y producir sustancias que lo sanen. Están programadas para hacer lo posible para sanar, siempre. Pero a veces les vendría bien un poco de ayuda de tu parte. Y tú puedes ayudar a tus células enviando mensajes positivos.

Los médicos saben que si estás alegre y contento, tu sistema inmunológico se fortalecerá, y si siempre estás triste se debilitará. Tu puedes ayudar a tus células enviándolas buenos mensajes y con pensamientos positivos.

De hecho, elegir tus pensamientos te da mucho control, algo así como un piloto que dirige la trayectoria del vuelo. En este caso, envías buenos mensajes a tus células. Puedes marcar una ENORME diferencia al cambiar en primer lugar lo que piensas y luego, cómo te sientes. En lugar de estar triste y deprimido por estar enfermo, imagina cómo quieres que tu cuerpo sane. ¡Eso te hace muy poderoso! Puedes cantar, bailar, reír, sonreír, hablar sobre cosas divertidas o hablar directamente a tus células y decirles cómo te gustaría sentirte. Incluso les puedes enviar mucho amor. ¿¡No es genial eso!?

Tener pensamientos positivos te permite, igual que a Kevin, hablar con tus células y ayudarlas a ponerse bien. A veces estas charlas son justo lo necesario para poner la balanza a tu favor. Es realmente bueno hacer eso.

Si tienes problemas con tu sangre, es algo bueno saber un poco sobre la sangre y qué la compone para que puedas enviar un mensaje bueno directamente a tus células sanguíneas. Así sabrás hablar su idioma.

Kevin tiene leucemia, o cáncer de la sangre, así que examinamos las células que forman la sangre.

El cuerpo tiene tres tipos de células sanguíneas: **glóbulos rojos, glóbulos blancos y Plaquetas**. Cada uno tiene una función especial.

♥ Los **glóbulos rojos** llevan oxígeno desde los pulmones a todo el tejido del cuerpo. Podrías imaginarlos como un enorme camión que transporta el oxígeno a todo tu cuerpo depositándolo justo donde es necesitado. Por eso es tan importante respirar profundamente. Cuando respiras profundamente, tus glóbulos rojos recogen más oxígeno para llevar a tu cuerpo. Eso los hace sentirse bien.

♥ Los **glóbulos blancos** ayudan a luchar contra las infecciones. Forman parte de los guerreros del cuerpo, lo que significa que forman parte de nuestro sistema de defensa. Hay varios tipos de glóbulos blancos. Mencionaré algunas de sus funciones.

Algunos glóbulos blancos (neutrófilos) están en el frente y son los primeros en atacar a un invasor. Lanzan una sustancia química al invasor y luego lo envuelven o se lo comen.

Un pequeño número de los glóbulos blancos de tu cuerpo son como el 'Pacman' de tus defensas. Forman monocitos o macrófagos que envuelven bacteria dañina y tienen sustancias químicas en su interior que destruyen a los tipos malos.

Los linfocitos forman la mayor parte de tu sistema sanguíneo de defensas. Los dos linfocitos principales, las células B y T, trabajan juntos. Las células B reconocen quiénes son los tipos malos invasores y la marcan. Las células T entonces destruyen al tipo malo marcado. Estas dos trabajando juntas son muy importantes para estar sano. También hay otras que les apoyan en esta labor.

Ocurren problemas cuando tus glóbulos blancos enferman. No funcionan bien y ni siquiera mueren cuando deberían. Entonces tienes demasiados en tu sangre y no funcionan bien. Cuando algunos de tus glóbulos blancos están enfermos, los glóbulos blancos sanos no pueden hacer bien su trabajo. Esto es lo que se denomina leucemia.

♥ Las **Plaquetas** son minúsculos trocitos de células que actúan como tapones que sellan derrames causados por agujeros. Eso evita que te desangres, porque forman coágulos sanguíneos. Debes tener la cantidad justa de plaquetas para que puedan sellar los agujeros y mantener a tu sangre donde tiene que estar. Cuando su número decae, resulta en hemorragias nasales y en otras partes del cuerpo también.

Ahora que sabes un poco sobre cómo funciona tu sangre, puedes seguir el siguiente Tapping sobre cómo Kevin utilizó esta información para enviar buenos mensajes a su sangre. Kevin se siente tan poderoso ahora cuando habla con sus glóbulos blancos. Se siente más fuerte por dentro cuando sus glóbulos blancos le escuchan.

Haz Tapping con nosotros para que tus glóbulos blancos también se sientan bien.

RONDA 1

Glóbulos blancos

Haz Tapping en el Punto Karate y repite:

Aunque una parte de mi enfermó, soy un buen chico.

Aunque mis glóbulos blancos no se sienten bien, soy un buen chico.

Aunque mi cuerpo está enfermo, me amo.

Ceja: Tengo glóbulos blancos enfermos.

Lado del Ojo: Lo llaman leucemia.

Bajo el Ojo: Mis glóbulos no están sanos.

Bajo la Nariz: Mis glóbulos blancos están mal.

Bajo los Labios: No están sanos. Están enfermos.

Clavícula: No funcionan bien.

Bajo el Brazo: No hacen bien su trabajo.

Coronilla: Ahora mismo, mi sangre no está sana ni yo tampoco.

RONDA 2

Ceja: Sé que mis glóbulos blancos están haciendo lo mejor que pueden, aun no sintiéndose bien.

Lado del Ojo: Sé que tratan de defenderme incluso estando enfermos.

Bajo el Ojo: Sé que hacen lo mejor que pueden.

Bajo la Nariz: Aprecio que sigan intentando hacer lo mejor que pueden.

Bajo los Labios: Es difícil para mis glóbulos blancos funcionar bien cuando no están sanos.

Clavícula: Y cuando me siento negativo es aún peor para ambos. Me gustaría que sanasen para que funcionaran bien y me defendieran.

Bajo el Brazo: Amo a mis glóbulos blancos, aunque no están bien ahora mismo.

Coronilla: Amo mis glóbulos blancos, aunque están enfermos.

RONDA 3

Ceja: Puedo hablar con mis glóbulos blancos. Sí, eso lo puedo hacer.

Lado del Ojo: Está permitido hablar con mis glóbulos blancos.

Bajo el Ojo: Puedo imaginarlos como niños pequeños que quieren mucho amor y atención.

Bajo la Nariz: Les doy amor y atención.

Bajo los Labios: Les digo que sé que no se encuentran bien.

Clavícula: Les digo que les amo de todas maneras. No han hecho nada malo.

Bajo el Brazo: Ahora pueden sanar y yo también.

Coronilla: Está bien para los dos sanar juntos. Yo quiero sanar.

RONDA 4

Ceja: Sé que me están escuchando.

Lado del Ojo: Quiero que escuchen buenos pensamientos de mí.

Bajo el Ojo: Quiero que sepan cuánto les aprecio y cuánto deseo que se pongan bien.

Bajo los Labios: Voy a contarles cosas alegres y divertidas todos los días.

Clavícula: Voy a decirles lo maravillosos que son.

Bajo el Brazo: Les digo que quiero que sean fuertes y buenos defensores. Que son increíblemente especiales — igual que yo.

Coronilla: Quiero sentirme bien y quiero que mis glóbulos blancos se sientan bien también.

RONDA 5

Ceja: No sé qué pasó para que mis células dejaran de funcionar bien.

Lado del Ojo: Pero eso no importa, porque les hablo todos los días para que se pongan bien.

Bajo el Ojo: Sé que mis glóbulos me escuchan, así que les digo lo que quiero que escuchen.

Bajo la Nariz: Les digo cuánto les amo, cuánto les aprecio y cuánto deseo se reparen y se pongan bien.

Bajo los Labios: Les sigo enviando el mensaje que quiero que se reparen.

Clavícula: Mi cuerpo es muy inteligente y sabe cómo repararse.

Bajo el Brazo: Quiero que mi cuerpo tenga todo cuanto necesite para repararse.

Coronilla: Confío en que mi cuerpo puede repararse.

RONDA 6

Ceja: Voy a hacer mi parte.

Lado del Ojo: Voy a enviar mensajes buenos a mis glóbulos todos los días.

Bajo el Ojo: Voy a enviarles pensamientos alegres.

Bajo la Nariz: Les envío risas y sonrisas.

Bajo los Labios: Les envío amor también.

Clavícula: Les envío mensajes alegres y les agradezco todo su trabajo.

Bajo el Brazo: Les digo lo buenos que son.

Coronilla: Así como yo soy un chico bueno.

RONDA 7 — GLÓBULOS ROJOS

Ceja: A mis glóbulos rojos les encanta recoger oxígeno y llevarlo a todo mi cuerpo.

Lado del Ojo: Recuerdo respirar profundamente para ayudarles a hacerlo.

Bajo el Ojo: Respiro profundamente y mis glóbulos rojos dicen, "¡Sí! ¡Más oxígeno!"

Bajo la Nariz: Gustosamente lo recogen y lo transportan a todas las partes de mi cuerpo que lo necesitan. Son muy inteligentes.

Bajo los Labios: Ese oxígeno hace que me sienta vivo.

Clavícula: A mis glóbulos rojos les encanta llevar el oxígeno por todo mi cuerpo.

Bajo el Brazo: Lo descargan donde es necesitado y sacan los deshechos.

Clavícula: Respiro profundamente para ayudarles y me siento más vivo.

RONDA 8 — PLAQUETAS

Ceja: Mis plaquetas son geniales.

Lado del Ojo: Son los mejores tapones del mundo.

Bajo el Ojo: Sellan cualquier agujero que podría derramar mi sangre.

Bajo la Nariz: Me encanta que sepan exactamente cómo hacer su trabajo.

Bajo los Labios: Le pido a mi cuerpo que produzca justo la cantidad necesaria de plaquetas.

Clavícula: Justo lo suficiente para sellar cualquier hemorragia.

Bajo el Brazo: Ni demasiadas ni demasiado pocas. Justo la cantidad exacta.

Coronilla: Mis plaquetas me ayudan a sanar y les doy las gracias.

RONDA 9 — LOS TRES JUNTOS

Ceja: Mis defensas están compuestas por mis glóbulos blancos.

Lado del Ojo: Les ayudan mis glóbulos rojos y mis plaquetas.

Bajo el Ojo: Me gusta tener todo un equipo de células que trabajan juntas para ayudarme a ponerme bien.

Bajo la Nariz: Me encanta que me defienden y hacen lo posible para que yo esté sano.

Bajo los Labios: Me encanta que mis células sean realmente inteligentes.

Clavícula: Mis defensas ayudan para que mis células se puedan reparar.

Bajo el Brazo: Saben exactamente cómo repararse.

Coronilla: Me gustaría que se reparasen.

RONDA 10

Ceja: Todas mis células trabajan juntas. De hecho, ¡trabajan perfectamente! Como una perfecta armonía.

Lado del Ojo: Mis glóbulos rojos, blancos y mis plaquetas están trabajando todos juntos en armonía.

Bajo el Ojo: Son un equipo y me ayudan a estar sano.

Bajo la Nariz: Me encanta que mis glóbulos rojos y blancos y mis plaquetas trabajen juntos como un equipo.

Bajo los Labios: Son un equipo maravilloso para ayudar a mis células estar sanas y mantenerse sanas.

Clavícula: Y se divierten tanto ayudándose los unos a los otros.

Bajo el Brazo: A mí también me encanta ayudarles — ¡siendo feliz!

Coronilla: Les ayudo enviando pensamientos buenos y mucho amor. ¡Sí!

RONDA 11

Ceja: Estoy muy orgulloso de ellos porque me ayudan a sanar y mantenerme sano.

Lado del Ojo: Yo voy a hacer mi parte también. Voy a ser parte del equipo.

Bajo el Ojo: Voy a ser positivo y alegre para que puedan ser todavía más fuertes.

Bajo la Nariz: Juntos vamos a vencer este problema.

Bajo los Labios: Juntos vamos a defendernos.

Clavícula: Juntos somos todavía más fuertes que si trabajáramos a solas.

Bajo el Brazo: Juntos somos una fuerza impresionante — una fuerza de poder y de fortaleza.

Coronilla: Juntos nos volvemos más fuertes y poderosos — y construimos glóbulos fuertes y un cuerpo fuerte.

RONDA 12

Ceja: Antes nunca les hablaba a mis glóbulos blancos, pero ahora sí lo hago.

Lado del Ojo: Amo a mis glóbulos blancos y se lo digo todos los días.

Bajo el Ojo: Sé que necesitan escuchar cuánto les amo.

Bajo la Nariz: Envío a mis glóbulos blancos luz y amor.

Bajo los Labios: Les envío abrazos y besos.

Clavícula: Sé que quieren ponerse bien. Les doy permiso para ponerse bien.

Bajo el Brazo: Quiero que mis glóbulos blancos se pongan bien.

Coronilla: Si trabajamos juntos, podemos ponernos bien juntos. ¡Cualquier cosa es posible si trabajamos juntos!

RONDA 13

Ceja: Imagino a mis glóbulos blancos rodeados por amor — amor rojo. (Tú puedes elegir otro color si quieres, — cualquier color que tú crees representa al amor. Reemplaza la palabra 'rojo' aquí por el color de tu elección.)

Lado del Ojo: Rodeo a todos y cada uno de mis glóbulos blancos con un ROJO amoroso.

Bajo el Ojo: Baño a todos mis glóbulos blancos con amor rojo.

Bajo la Nariz: No estoy enfadado con ellos por estar enfermos. Por el contrario, los amo.

Bajo los Labios: Sé cuándo se sienten mal y necesitan mucho amor. Así como lo necesito yo cuando me siento mal.

Clavícula: Les envío mucho, mucho amor — amor rojo.

Bajo el Brazo: Les envío amor rojo porque son maravillosos, igual que yo. Cuanto más amor les envío, mejor se sienten.

Coronilla: Les rodeo con mucho, mucho hermoso amor rojo.

RONDA 14

Ceja: Envío amor a mis glóbulos rojos.

Lado del Ojo: Envío amor a mis glóbulos blancos.

Bajo el Ojo: Envío amor a mis plaquetas.

Bajo la Nariz: Envío amor a todo mi equipo defensor.

Bajo los Labios: Envío amor a mis células.

Clavícula: Envío amor a todo mi cuerpo.

Bajo el Brazo: Envío amor especialmente a aquellas partes de mi cuerpo que no se sienten bien.

Coronilla: ¡Que equipo tan genial! Un gran equipo defensor — trabajando juntos para sanarme.

Kevin se encuentra mucho mejor ahora porque está prestando atención a lo que piensa y siente. Al estar positivo ayuda a su cuerpo a recibir el mensaje que también se sentirá mejor. Eso sí que es poderoso.

Sigue diciéndoles a tus glóbulos blancos cuánto les amas. Sigue enviándoles amor rojo también (o el color que hayas elegido). Igual que un niño, quieren que les recuerdes cuánto les amas y cuánto deseas que funcionen bien. Envía tu amor a tus glóbulos rojos y tus plaquetas también.

También es importante enviar amor y pensamientos cariñosos al resto de tu cuerpo. Ayudará a que tu cuerpo funcione maravillosamente y se sienta más fuerte y feliz. Cuando envías amor a tu cuerpo tú estás al mando de lo que sientes y eso te da mucho poder. Y cuando eres poderoso, ocurren cosas increíbles.

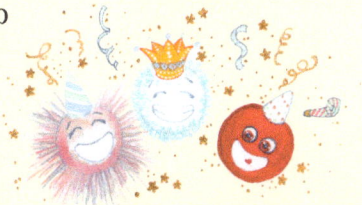

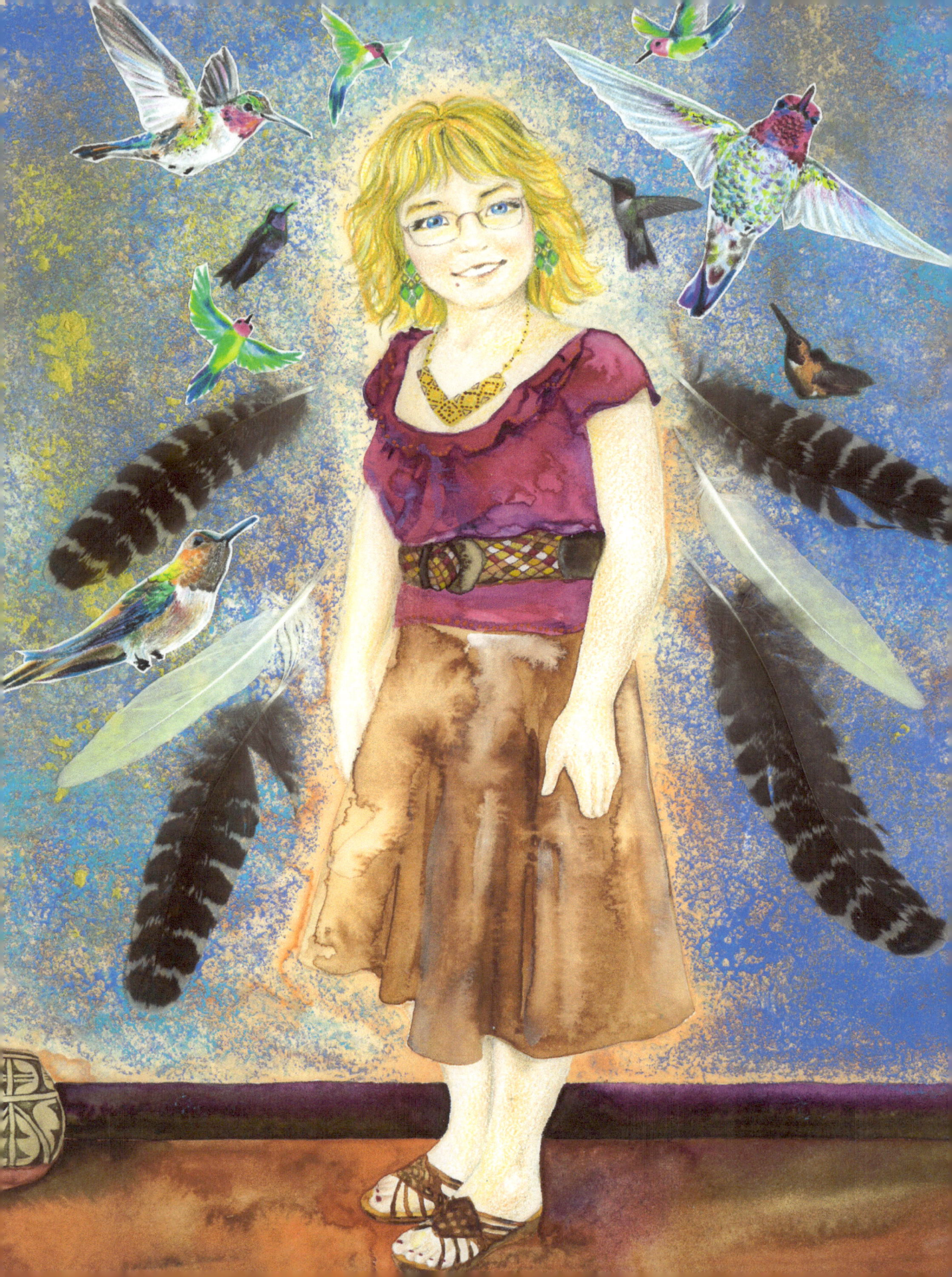

CONCLUSIÓN

Basado en mis experiencias personales trabajando con tantos niños con enfermedades graves, sé que saber manejar las emociones puede tener un enorme impacto sobre cómo un niño maneja los tratamientos. Últimamente, esto cambia todo el proceso y la experiencia, así como el resultado. No importa lo que ocurra, si un niño siente que es amado, cuidado y empoderado, entonces ha recibido un regalo de verdad. Si sienten que pueden jugar un rol activo en su recuperación y pueden elegir conscientemente sentir alegría y felicidad en lugar de dolor y sufrimiento, esto les devuelve la esperanza. Aunque no es fácil calcular los efectos de esto, está claro que sentir esperanza, positividad y tranquilidad es vital para cualquier proceso de sanación.

El cuerpo comienza a hacer ajustes para mejorar, también. Las relaciones familiares también se ven mejoradas con la ayuda de EFT o Tapping y se enriquecen en el proceso de sanación, en lugar de verse dañadas o quebradas por el estrés de la situación.

En las historias de este libro, he unido al Tapping con dar voz a los cambios físicos deseados. Esta es una combinación potente, ya que funciona a muchos niveles. De hecho puede tener un impacto profundo sobre cómo el cuerpo sana.

Es clave que hijo participe activamente en este proceso — él /ella tendrán una idea de cómo el cuerpo sana y verá cómo sus palabras, pensamientos y emociones afectan lo que ocurre en sus cuerpo. Se convierte en participante activo en su proceso de sanación. ¡Qué herramienta tan potente tiene en sus manos!

La epigenética es el enlace entre la mente y la genética. Según el Dr. Bruce Lipton, cuando cambias tu comportamiento también estás reprogramando tu genética. Por lo tanto, la epigenética muestra que el cuerpo responde a cómo un individuo piensa y siente y a las experiencias que tiene — incluso a lo que uno come. Todo esto son mensajes que enviamos a las células de nuestro cuerpo, las cuales responden produciendo las sustancias que el cuerpo necesita para responder adecuadamente a esos mensajes entrantes.

Enviar mensajes positivos al cuerpo le permite responder de manera que crea sustancias sanadoras. Acuérdate de ser persistente y tener fe. Tener continuidad en los mensajes que enviamos a nuestras células es importante. Ayuda a que los mensajes de 'ponte bien' entren más efectivamente al cuerpo. Este tipo de 'buenos deseos' apoya a el sistema inmunológico y lo ayuda a cuidar al cuerpo.

Mi más sentido deseo es que este libro sea útil para ti. Espero que te ayude y te apoye en este viaje. Que encuentres las técnicas en este libro que te inspiren a estar al mando de tu propia vida, emociones y los resultados de las mismas, mejorando día a día la calidad de tu experiencia de vida y la de tus hijos. Considero de gran importancia, que las historias contadas aquí, llenen tu corazón de amor.

Gracias por leerlas.

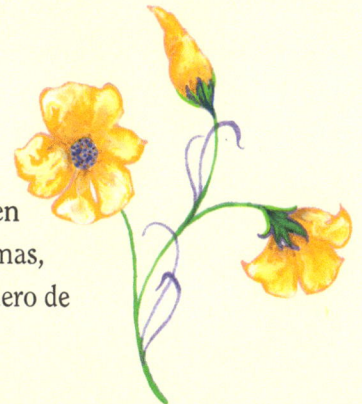

EL OBJETIVO INSPIRADO DE DEBORAH Y CÓMO PUEDE FORMAR PARTE DE ÉL

Me quiero dedicar a ayudar a por lo menos un millión de ustedes - hombres, mujeres y niños - para prevenir las enfermedades (tanto mentales, emocionales y físicas) utilizando los métodos más sencillos, fáciles y económicos. Quiero que ustedes sean felices, sanos y prósperos. Mi objetivo es darles la fuerza de poder liberar sus miedos, ansiedades, traumas pasados y creencias de la infancia, y los patrones que les limitan a la vez que aumentan su auto-confianza y auto-estima. Además, me apasiona poder enseñarles cómo utilizar estos métodos tan accesibles que les proporcionan la fuerza necesaria para tomar decisiones sabias que permiten al cuerpo regenerar y sanarse, emocional y físicamente.

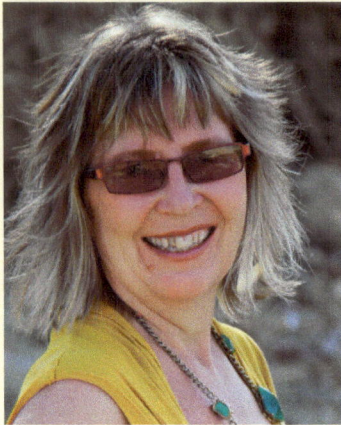

SOBRE LA AUTORA

Deborah D. Miller, tiene un Doctorado en Biología Celular y Molecular y en la actualidad reside en Oaxaca, México. Siente pasión por ayudar a las personas a liberar sus traumas, sobre todo los de la niñez. Esto lo consigue de manera experta utilizando su mente científica y su intuición.

Es una experta practicante y formadora de EFT, certificada por el fundador de EFT (Gary Craig), la AAMET y la Asociación Hispana de EFT, (AHEFT). Deborah es Deeksha Giver, Maestra en Reiki, Experta en Nutrición y Coach de Desarrollo Personal. Entiende la necesidad de trabajar con los aspectos emocionales subyacentes a las enfermedades y la necesidad de desintoxicar y nutrir el cuerpo físico. Su trayectoria personal al mejorar sus propio sistema inmunológico le da experiencia de primera mano de los requisitos necesarios para que individuos puedan mejorar sus niveles de energía y su salud.

Ha apoyado como voluntaria a niños con cáncer desde septiembre 14 del 2007 utilizando EFT y otras técnicas energéticas aplicada directamente a los niños, a sus familiares, y equipo medico quienes al haberlo aprendido, han reducido considerablemente los niveles de stress, eliminando las ansiedades y como consecuencia, mejorado la situación emocional.

DATOS DE CONTACTO PARA CONSULTAS E INFORMACIÓN

Dra. Deborah D. Miller
www.FindTheLightWithin.com
www.ProyectoOaxaca.com
ddmiller7@FindTheLightWithin.com
713 893 3440 E.E.U.U.
951 515 3332 México

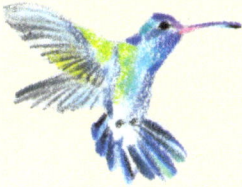

¿QUÉ PUEDEN HACER USTEDES?

♥ Hagan Tapping a diario con ustedes mismos.

♥ Trabajen con un Facilitador profesional de EFT para liberarse de sus propios temas emoconales.

♥ Hagan Tapping con sus hijos de manera amena y divertida.

♥ Compartan el poder de EFT:
  – ¡cuénteles a sus amigos cómo les ha ayudado a ustedes!
  – enséñeles cómo hacer tapping.
  – refiérales a un Facilitador de EFT.
  – sigan haciendo Tapping regularmente. ¡Los beneficios tan extraordinarios no solo les afectará a ustedes sino a las personas que les rodean!

♥ Organice reuniones de tapping. Reúnan un grupo de personas que quieran hacer tapping juntos - quizás para perder peso, o manejar el estrés. ¡O simplemente reúnanse para hacer tapping sobre frases positivas para disfrutar y sentirse bien!

♥ Siéntanse libres de contactarme para guiarles en su primer grupo de Tapping, o dar formación a un grupo que ya han organizado para utilizar EFT para enfermedades serias.

♥ Suscríbanse a mi Boletín visitando mi sitio: www.LaLuzInterior.com o www.ProyectoOaxaca.com

♥ Donen este libro a una familia necesitada o a la unidad de pediatría de un hospital.

♥ Patrocine sesiones de EFT con un Facilitador profesional para un niño con cáncer.

♥ Si eres facilitador de EFT, dona tus servicios de tapping a una familia necesitada.

♥ Acudan a mis cursos sobre las "Verduras Fermentadas" y Bebidas Verdes". Mejore su salud a través del Tapping y la alimentación.

¡PARTICIPEN PARA CREAR UNA COMUNIDAD MUNDIAL DE TAPPING CON EFT!

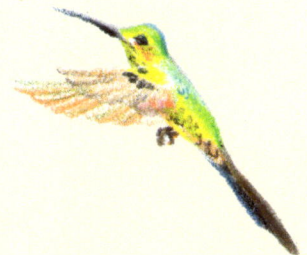

REFERENCIAS

Church, D. (2013). Clinical EFT as an Evidence-Based Practice for the Treatment of Psychological and Physiological Conditions. *Psychology*, 4(8).

Church, D., Hawk, C., Brooks, A.J., Toukolehto, O., Wren, M., Dinter, I., & Stein, P. (2013). Psychological Trauma Symptom Improvement in Veterans Using Emotional Freedom Techniques. *Journal of Nervous and Mental Disease,* 201(2), 153-160.

Church, D., & Books, A. (2010). Application of Emotional Freedom Techniques. *Integrative Medicine: A Clinician's Journal*, Aug/Sep, 46-48.

Church, D., Geronilla, L., & Dinter, I. (2009). Psychological symptom change in veterans after six sessions of Emotional Freedom Techniques (EFT): An observational study. [Electronic journal article]. *International Journal of Healing and Caring, 9*(1).

Church, D., Yount, G., & Brooks, A. (2012). The Effect of Emotional Freedom Techniques (EFT) on Stress Biochemistry: A Randomized Controlled Trial. *Journal of Nervous and Mental Disease*, Oct. 200(10), 891-6.

Feinstein, D. (2012). Acupoint stimulation in treating psychological disorders: Evidence of efficacy. *Review of General Psychology*, 16, 364-380.

Feinstein, D. (2010). Rapid Treatment of PTSD: Why Psychological Exposure with Acupoint Tapping May Be Effective. *Psychotherapy: Theory, Research, Practice, Training*, 47(3), 385-402.

Feinstein, D. (2008). Energy Psychology: A Review of the Preliminary Evidence. *Psychotherapy: Theory, Research, Practice, Training*, 45(2), 199-213.

Feinstein, D. (2008). Energy Psychology in Disaster Relief. *Traumatology*, 14, 124-137.

Feinstein, D., & Eden, D. (2008). Six pillars of energy medicine: Clinical strengths of a complementary paradigm. *Alternative Therapies*, 14(1), 44-54.

Gruder, D. (2012). Controversial 2008 Research Review Published in Psychotherapy Finds New Support. *Psychotherapy Bulletin. Official Publication of Division 29 of the American Psychological Association*, Volume 47, Number 3.

Lipton, B. (2008). *The Biology of Belief: Unleashing the Power of Consciousness, Matter & Miracles*. Original Copyright © 2005 by Bruce Lipton. Revised copyright © 2008 by Mountain of Love Productions. Published by Hay House, Inc.

Moore, K.L., & Agur, A.M. (2007). *Essential Clinical Anatomy: Third Edition*. Baltimore: Lippincott Williams & Wilkins 42.

Waitem W., & Holder, M. (2003). Assessment of the Emotional Freedom Technique: An Alternative Treatment for Fear. *The Scientific Review of Mental Health Practice*, (2)1.

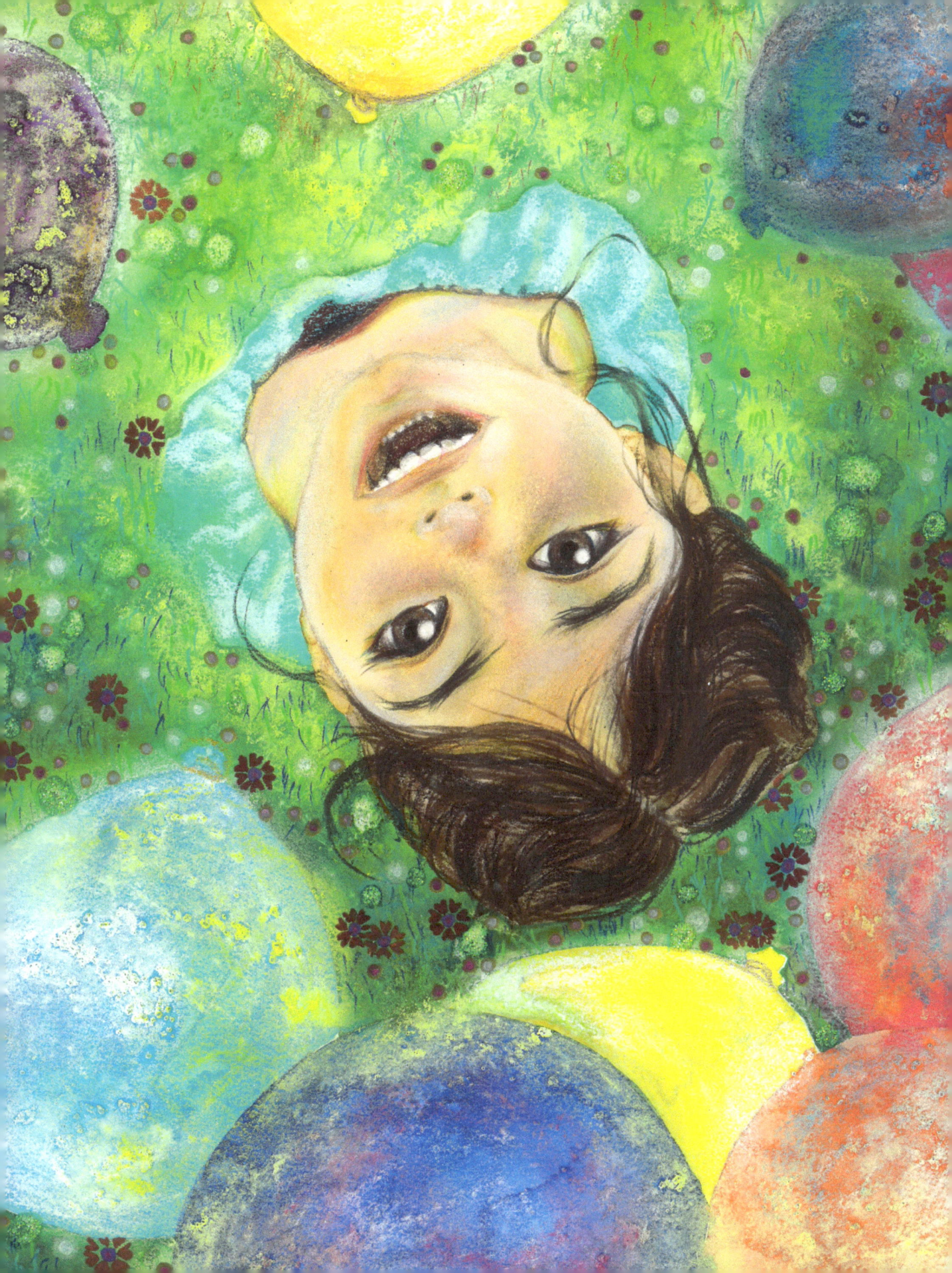

www.ingramcontent.com/pod-product-compliance
Lightning Source LLC
Chambersburg PA
CBHW060805270326
41927CB00002B/49